背骨の実学

痛みと不調を根本から改善する

池田書店

背骨の実学

痛みと不調を
根本から改善する

石垣英俊

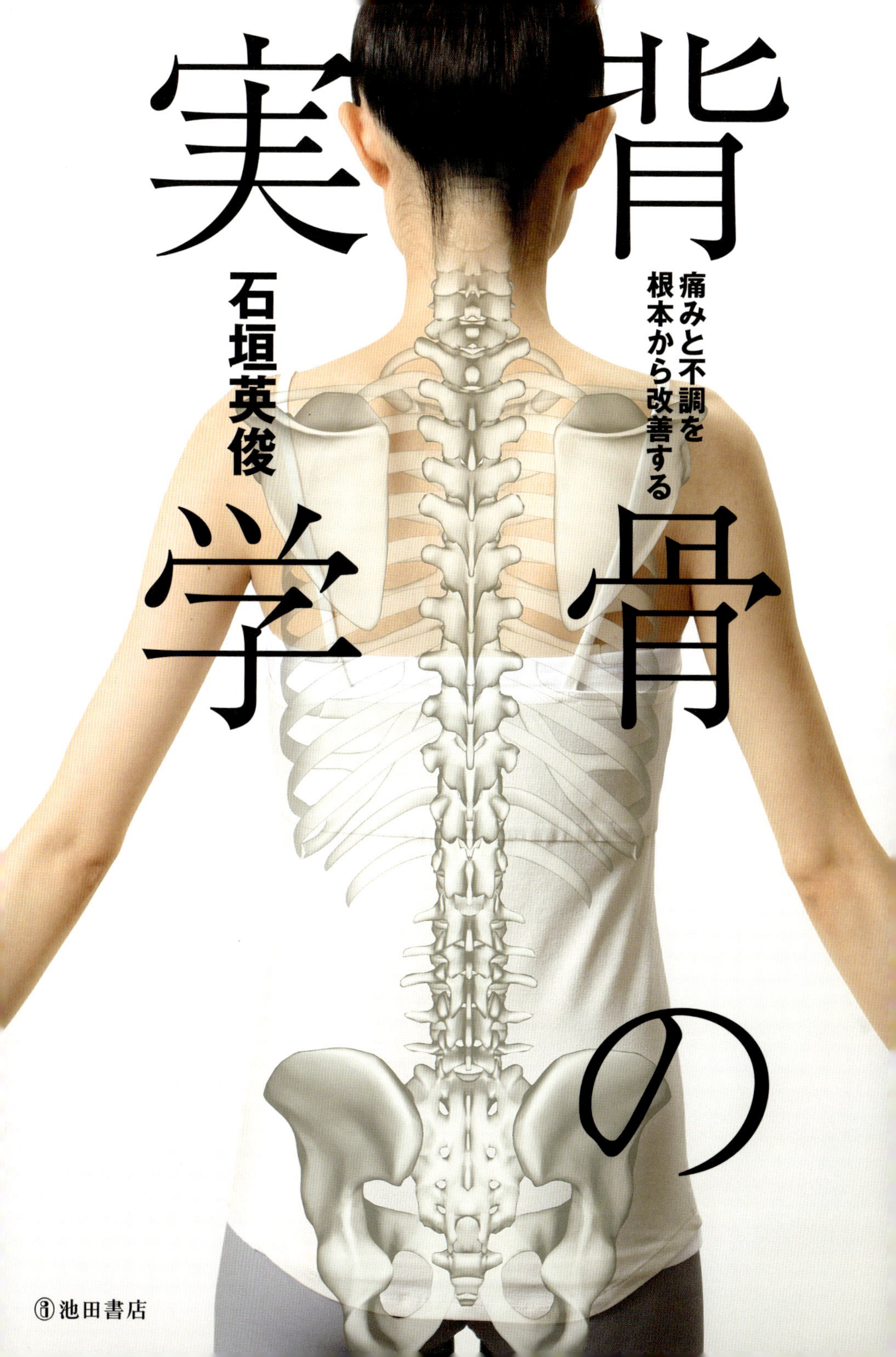

池田書店

はじめに

ストレス社会といわれて久しい昨今。肩こり、腰痛、胃腸のトラブル、倦怠感……。そんな痛みや不調に悩まされていませんか？マッサージに通ったり、病院に行ったり、流行の健康法を試したりしてみても、なかなか改善しないと困っている人が多いかもしれません。では、それらの不調の原因が、実は背骨にあると言ったらあなたはどう思いますか？

「え、背骨？」

「背骨は大事だって言うけど、不調とどう関係あるの？」

そんなふうに感じるかもしれません。でも、背骨は健康と密接な関わりがあります。なぜなら、背骨は老化し、肩こりや腰痛、内臓やメンタルの不調などさまざまな問題を引き起こすからです。

たとえば、私の周囲にいる方をイメージした、左の二人の男性のイラストを比べてみてください。二人は同じ50歳ですが、とても同じ歳には見えませんね。一人はイキイキと快活な印象を受けますが、もう一人はというと、背中が丸まり、気分も憂うつそうです。

同じ50歳でも、背骨の状態によって、こんなに見た目が違うということです。そして、大事なのは見た目だけでなく、体の中でもさまざまな違いが出てくるということなのです。

背骨の老化は、こんな不調を引き起こす

肩こりや腰痛の根本的な原因に

背骨は肩甲骨、骨盤などの重要な骨と関わりが深い。

胃もたれ、便秘など、内臓の不調

背骨の老化は神経を通じて、内臓に悪影響を与える。

気分の落ち込みや、イライラ

背骨の老化は自律神経に影響を及ぼし、メンタルの不調を引き起こす。

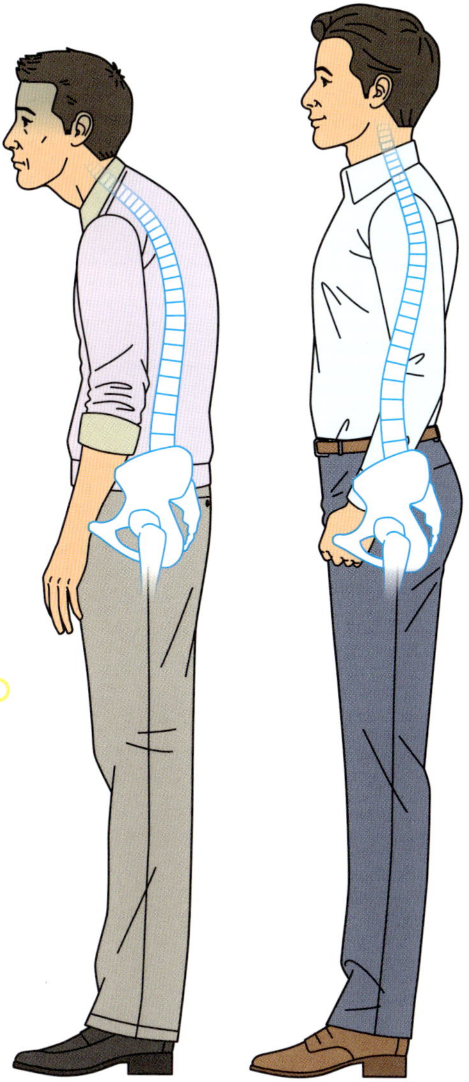

同じ50歳でも、背骨の状態によってこんなに見た目が違うことも

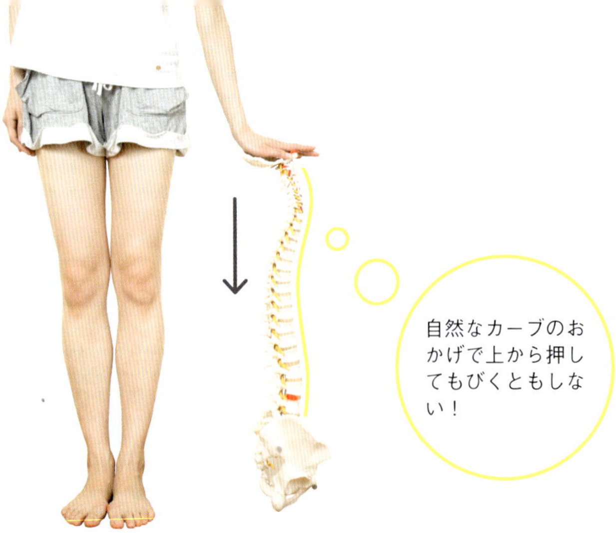
自然なカーブのおかげで上から押してもびくともしない！

健康な背骨を上から押してみると……

では、背骨の状態がどれだけ体に影響を及ぼすか、ちょっと実験してみましょう。使うのは、背骨と骨盤の骨格模型です。形だけでなく、力学的な構造もリアルにできているので、実際の背骨と同じように動きます。この模型の背骨を「よい姿勢」と「悪い姿勢」にして、上から手で押してみましょう。

まずは、骨が正しく積み重なった健康な背骨（模型の右がお腹側、左が背中側です）。上から手で押しても衝撃を吸収できるので、びくともしません。とても安定していることがわかります。

一方、骨盤が傾いて自然なカーブが失われている状態の背骨。上から押すと、グシャッとつぶれてしまいました。つまり、それだけ外からの力の影響を受けやすくなっているということです。

「普段は外からの力なんて、受けないのでは？」と思う人もいるかもしれません。でも、考えてみてください。普段、私たちの体には、重力という見えない力によって、常に下向きの力がはたらいているのです。姿勢が悪いことで、知らないうちに体に悪い影響を与えていることがおわかりいただけたでしょうか。

体は、重力に負けまいと、背骨を安定させるために背骨の周りの筋肉を過剰にはたらかせます。だから、首や肩がこる、腰が痛いな

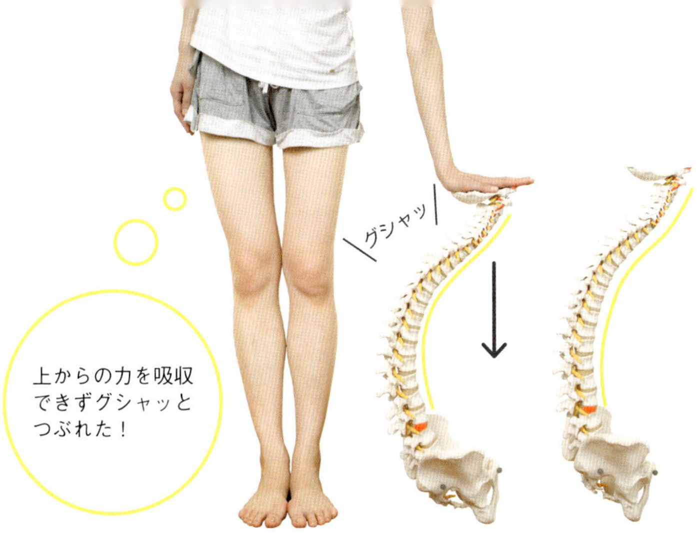
グシャッ
上からの力を吸収できずグシャッとつぶれた！

自然なカーブを失った、不健康な背骨を上から押してみると……

どの不調が起こりやすくなるのです。

また、背骨からは内臓につながる神経も出入りしているため、内臓の不調を引き起こす原因にもなります。たとえば、背骨の老化によって、胃もたれや便秘、冷え性などが引き起こされることも。つまり、背骨が不健康だと、連鎖のようにあらゆる不調を引き寄せてしまうことになるのです。

いかがでしょうか、背骨が人間の体にとっていかに大事な骨か、わかっていただけたでしょうか。「背骨ってすごい」「内臓、メンタルにも関係があったなんて意外だった」、そう思っていただけたら幸いです。また、「自分は一体どうなんだろう？」と興味をもった方もいるかもしれませんね。

背骨は健康のバロメーターです。「このままではいけない」と思った方や、「背骨を整えて健康になりたい」と感じた方は、まずは背骨の状態をチェックしてみましょう。そして、本書を通して背骨との上手な付き合い方や、痛みや不調への対処法を学んでいきましょう。背骨のしくみや役割を知り、正しく使うこと。そして、自らの手で健康になること。それが「背骨の実学」なのです。

石垣英俊

1章

知るだけで健康になる 背骨のしくみ

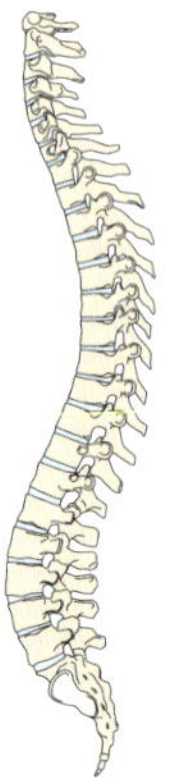

2章

背骨を若返らせる 背骨リセット

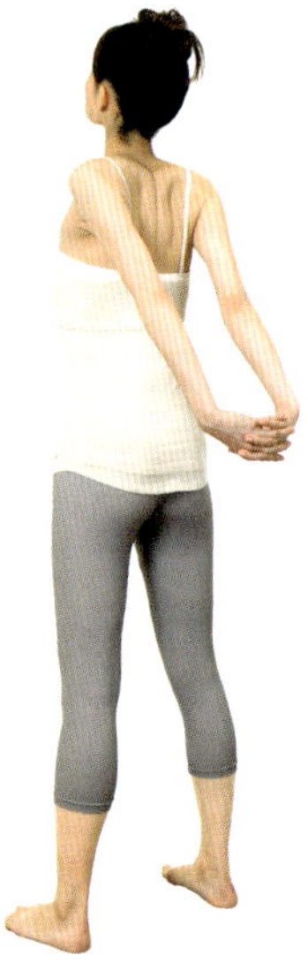

3章

背骨を安定させる
ストレッチ＆体幹エクササイズ

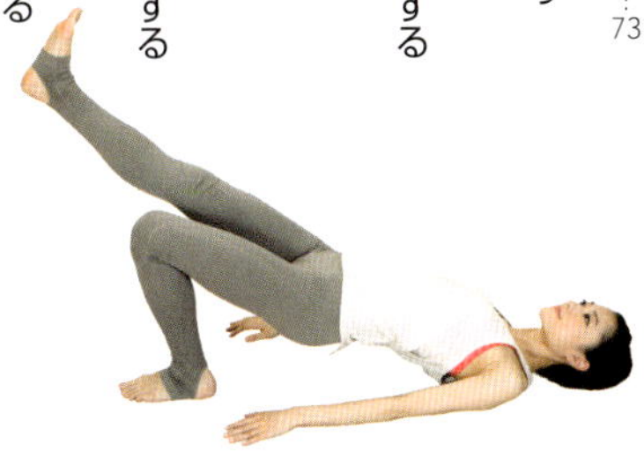

4章

痛みと不調を改善する
症状別セルフマッサージ

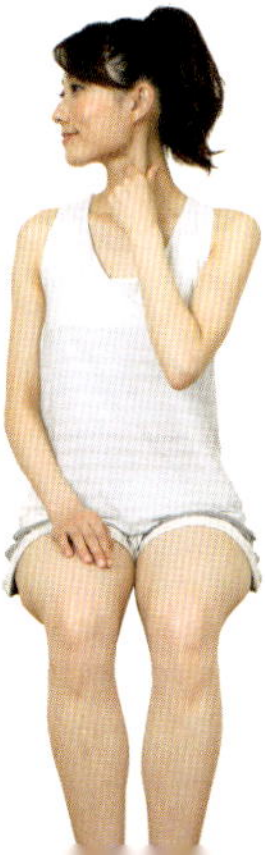

5章 もっと健康になる 背骨と中医学

1章

知るだけで健康になる 背骨のしくみ

背骨はどんな構造をしていて、
どんな役割を持っているのでしょうか。
まずは、知っているようで意外と知らない、
背骨のしくみについて見ていきましょう。
年を取り、背骨が老化するとどんなことが起きるのか。
肩こりや腰痛などの不調が起こるメカニズムなど、
背骨にまつわる基礎知識を押さえていきましょう。

しくみ 1

肩こり、腰痛…… 不調の原因は「背骨の老化」

年齢に関係なく背骨は老化する

「目尻にシワができた」「老眼になった」など、加齢が原因で現れる不調はいろいろあります。腰痛や肩こりは、もはや日本人の国民病でしょう。ですがなぜ、同じ年齢でも加齢が目立つ人とそうでない人、不調がある人とない人がいるのでしょうか。

その原因は〝背骨の老化〟[※]です。背骨の年齢は、必ずしも実年齢と一致しません。実は、人間の骨格で最も早く老化するのは背骨といわれており、早ければ20歳で老化現象が現れます。背骨の老化は、実にさまざまな不調を引き起こします。肩こりや腰痛だけでなく、頭痛や便秘、冷えなど直接関係がなさそうな症状まで、背骨と関わりがあるのです。

背骨の老化を引き起こす要因は、主に「重力」。人間の背骨は小さな骨が積み重なっているぶん、ダイレクトにその影響を受けるのです。普段実感することはないかもしれませんが、加齢が進んで筋力が落ちてくると体が重く感じられたり、しばらく寝込んだ後にだるくて起き上がれないことがあるでしょう。そのように「重力」はごく自然に私たちに影響を与えています。このほか、運動不足やケガ、内臓の問題などが老化の原因になることもあります。

※　背骨の老化とは、椎間板がつぶれるなど加齢による大きな変形だけを指すのではない。動きづらい、痛みがあるなど本来のはたらきができない状態も含んでいる。

背骨の老化の主なパターン

重力

朝起きたときに身長が伸びていることがあるが、これは寝ている間は重力から解放されるから。つまり、普段活動しているときは無意識のうちに重力の負荷を受けているということだ。

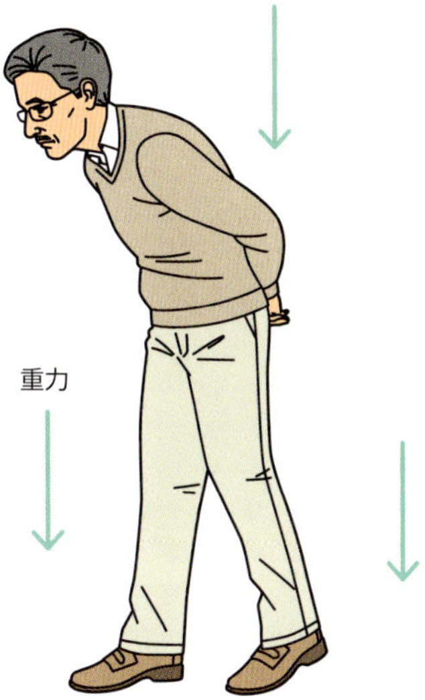

運動不足

運動不足で背骨を動かすこと自体が少ないと、背骨の周囲の筋肉も使われないため、機能が低下し、背骨を安定させることができなくなる。また、背骨自体も弱くなる。

ケガ(外傷)

急な動作や運動によって、背骨をつなぐ関節（椎間関節）のねん挫や椎間板の損傷を招くことも。そこからゆがみが生じ、老化が早まることがある。

誤った日常動作

正しい姿勢を維持していれば、日常で体にかかる負担は少ない。だが、姿勢が悪いと、周囲の筋肉にも負担がかかり背骨の老化が進む。

内臓の問題

内臓のはたらきを支配する自律神経は背骨と密接に関係しているので、内臓の調子が悪くなると、神経を通じて背骨にも悪影響が出る（38ページ参照）。

遺伝的要素

骨に関係する遺伝子は親から受け継ぐので、親子で骨格が似ていたり、遺伝性の病気になることもある。

年齢とホルモン

女性は閉経を迎えると女性ホルモンの分泌が減り、骨密度も低下。すると、しりもちをついて腰椎（背骨の腰あたり）を圧迫骨折するなど、ケガの危険性が増す。

しくみ 2

背骨は体だけではなく内臓も安定させる

背骨が本来もつ役割とは？

では、そもそも背骨がもつ役割とは、一体何でしょうか。それは、大黒柱として体を支え、大事な内臓を保護すること。人間は進化の過程で四足歩行から直立二足歩行になり、手で細かい動作をするようになったことで脳が発達しました。人間の背骨はS字カーブを描くことで体重をうまく分散し、動いたときの衝撃から脳を守るはたらきをしています。

また、脳から続く脊髄《せきずい》※という神経の束を保護しながら、筋肉や皮膚につながる神経の出入り口を作るという役目もあります。そのおかげで私たちは、背骨を通じて自分の意志で体を動かすことができ、「熱い」「冷たい」といった感覚を得ることができるのです。

また、心臓や胃、腸といった内臓が所定の位置ではたらけるのは、背骨を中心に肋骨《ろっこつ》や骨盤によって保護されているから。背骨を出入りする神経は内臓もコントロールしていますし、内臓につながる血管も背骨がしっかり守っています。そのため背骨の問題は、胃や腸など内臓に現れるあらゆる症状や、自然治癒力に影響すると考えられています。つまり、背骨が健康でなければ不調が起こりやすく、本来治るはずの不調も治りにくくなるのです。

※　脊柱管（脊柱を作る椎骨の、椎孔が重なってできる管状の腔）内の神経組織で、脳とともに中枢神経系を構成する器官。知覚・運動の刺激伝達を担う。

背骨と体の関係

脳

進化した脳を守るため、進化の過程で頭が一番上になり、背骨は縦に伸びた。背骨がS字カーブを描いているのは動いたときの衝撃から脳を守るため。

感覚

「日差しがあたって暖かい」「ひっかかれて痛い」などの皮膚感覚は背骨の中にある脊髄を通じて自覚することができる。これは生き延びるという能力にも通じるのだ。

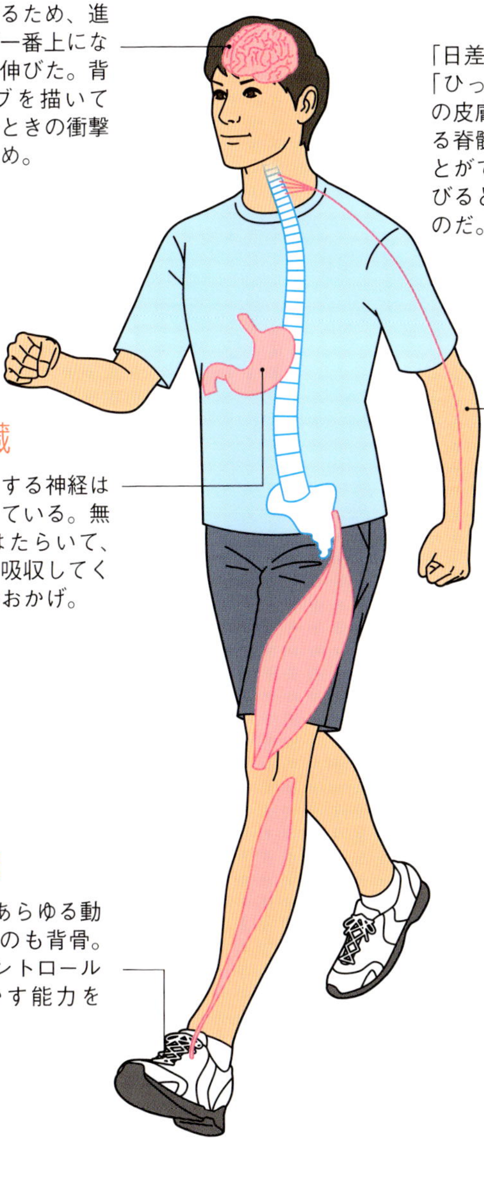

内臓

背骨から出入りする神経は内臓につながっている。無意識のうちにはたらいて、食べ物を消化・吸収してくれるのも背骨のおかげ。

筋肉

歩く、走るなどあらゆる動きを可能にするのも背骨。全身の筋肉をコントロールし、自由に動かす能力をもっている。

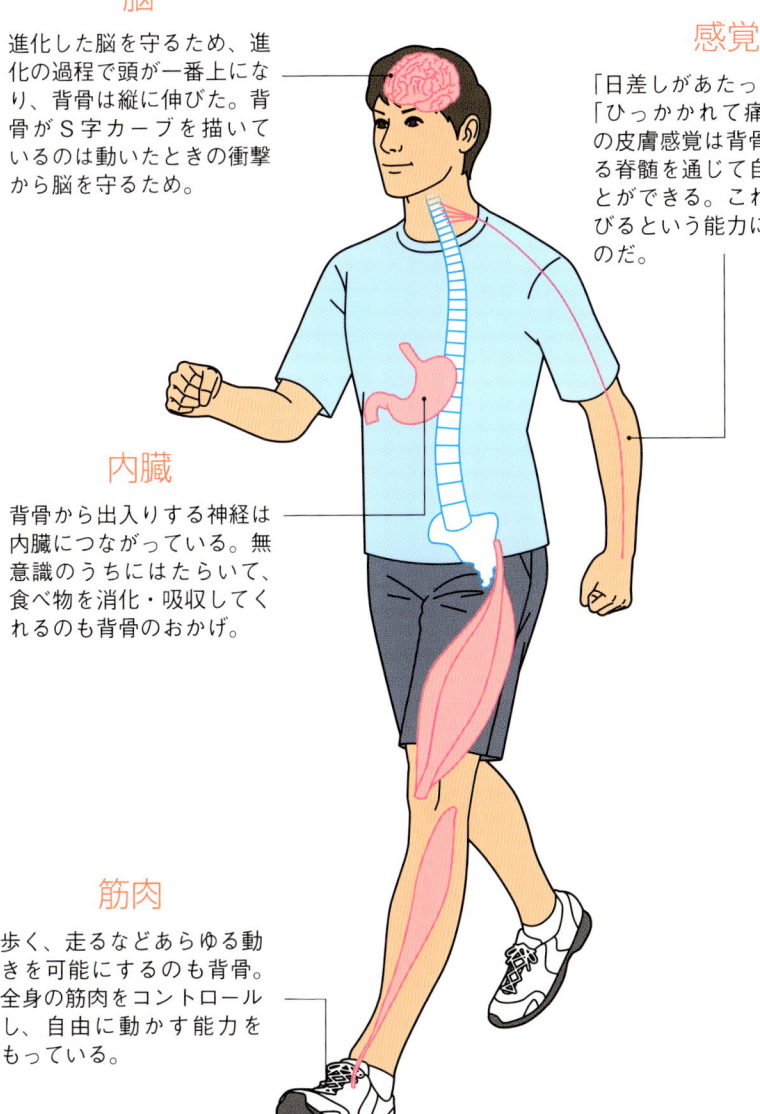

しくみ 3

自宅でできる「簡単背骨チェック」

背骨の状態をチェックしてみる

では、今の自分の背骨がどんな状態なのか、簡単なテストをしてみましょう。〝自分の状態を知ること〟。それが改善の第一歩です。

まずは背中に手を回し、やさしく背骨に触れてみましょう。首は、力を入れすぎないように。痛みがある箇所はありませんか？ 自分で触りにくければ、周りの人にお願いしてもよいでしょう。

次に、壁に背中をつけて立ってみましょう。腰の後ろに、握りこぶしが入るくらいスペースがある人は反腰が強く、肩が壁につかない人は普段猫背[※1]になっているかもしれません。悪い姿勢は背骨に大きな負担がかかっているのです。

最後は、床の上でひざを抱え、体をゆすって前後に転がってみましょう。背骨の一つひとつが、スムーズに床に当たっていますか？ 痛みはないですか？ 「ある部分だけ動かない」「ここが痛い」という人は要注意です。

このほかにも「昔と比べて身長が1cm以上縮んだ」「大きなしりもちをついたことがあり、それ以来腰や背中が痛い」「[※2]朝起きたときに背中や腰が痛いが、動かしていると楽になる」という症状がある人も、背骨にトラブルを抱えている可能性大。あなたはどうですか？

※1　猫背とは、猫のように背中が丸くなること。意識して姿勢を正せば改善する。それに対して老人性円背（えんぱい）は椎骨の変形や筋肉の萎縮が原因で、背中が丸くなること。姿勢を正しても改善しない。
※2　椎骨の退行性変性で現れる特徴の一つ。退行性変性とは、老化による骨や軟骨などの破壊や骨増殖といった変化のこと。変性による疾患は126ページ参照。

簡単背骨チェック

壁に背をつけて立つ

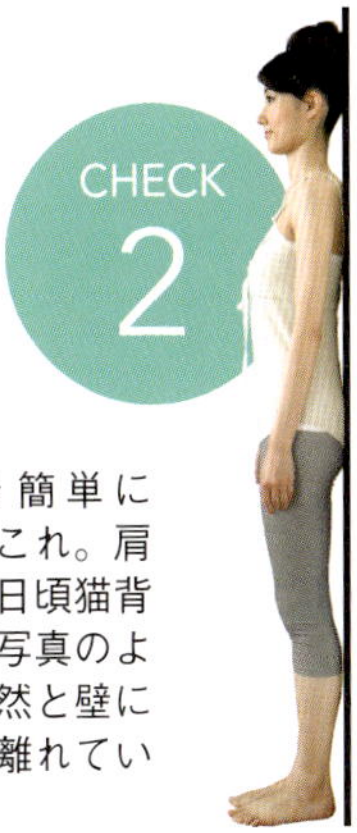

姿勢の善し悪しを簡単にチェックする方法がこれ。肩が壁につかない人は日頃猫背になっている証拠。写真のように後頭部や肩が自然と壁につき、腰もそれほど離れていなければよい状態。

背骨を一つずつ触る

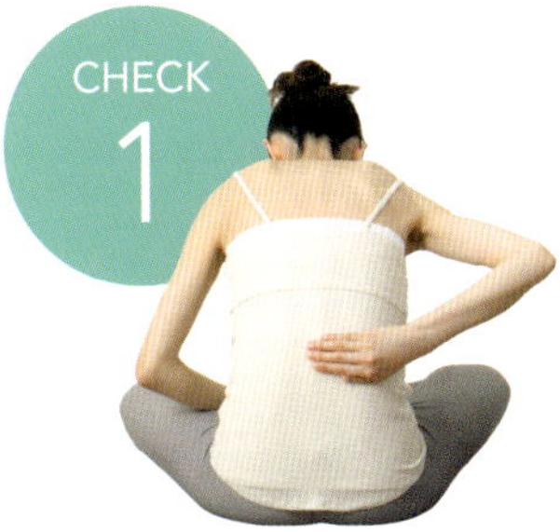

背骨を一つずつ、手で触れて感じてみよう。触るだけで痛みがある箇所はトラブルのサイン。腰のあたりは、背中を丸めると骨が出るので触りやすい。

ゴロゴロ転がる

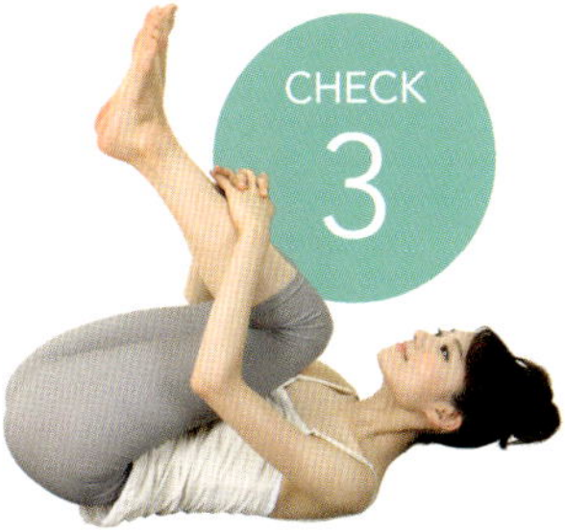

ひざを抱えて床の上を転がってみよう。背骨の一つひとつを床につける意識で。そもそも痛くて転がれない人は、すでに背骨の老化が進んでいる可能性がある。

痛みがある人は…

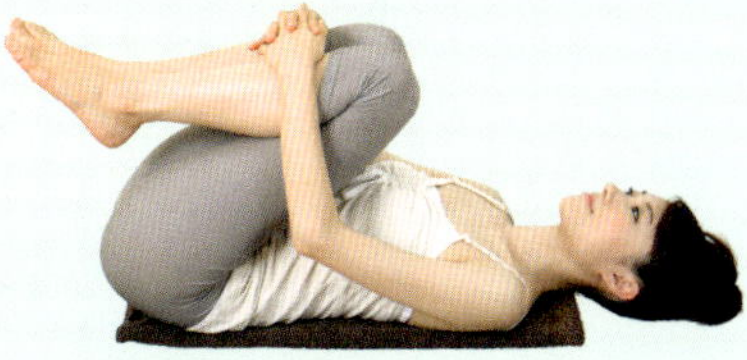

床を転がるときに痛みを感じる人は、腰の下にタオルを敷くとよい。

背骨に痛みを感じる人、スムーズに背骨を動かせない人、猫背の人は2章で紹介する「背骨リセット」を続けて、背骨を若返らせましょう。

しくみ 4

健康な背骨の条件とは？

理想は〝安定〟して〝動ける〟背骨

健康な背骨の条件とは、安定性と可動性。安定していて、かつ自由に動けること。一見、相反するようにも思えますが、両者をバランスよく備えていることが大切なのです。

安定性とは、言い換えれば支持性のこと。〝大黒柱として体を支えられる〟状態が理想です。この状態なら姿勢をキープしても最小限のエネルギーで済み、周囲の筋肉にも負担がかかりません。しかし、背骨自体や周辺の筋肉に痛みがあったり、※側弯症《そくわんしょう》などの病気があると安定性を失うことがあります。

そして可動性とは、言い換えれば柔軟性。動かしづらい箇所がなく、背骨の一つひとつ（椎《つい》骨《こつ》）が連動してスムーズに動かせることが理想です。柔軟性が落ちると、動かしやすい部位に負担がかかり、結果として障害につながる可能性があります。背骨の老化を防ぐためにも、意識して日常生活に運動を取り入れましょう。2章で紹介する「背骨リセット」と「ウォーミングアップ」は背骨の可動性を高め、3章の「ストレッチ」と「体幹エクササイズ」は体幹の筋肉を鍛え、下半身を柔軟にするので、背骨の安定性を高める効果があります。背骨は、トレーニングで理想の状態に近づけられるのです。

※　背骨が側方に弯曲する病気。思春期の女性が発症することが多い。詳しくは127ページ参照。

大事な二つの条件

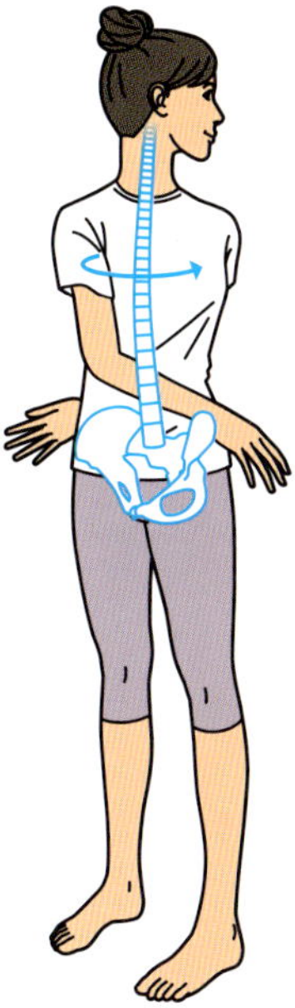

安定性

背骨は体の中心を通る骨であり、大黒柱としての役割をもつ。脊柱起立筋など背骨を支える筋肉（32ページ参照）を鍛えたり、下半身を柔軟にすることで安定性を上げられる。加齢や生活習慣が原因で安定性が損なわれると、椎間板や靭帯の負担が増し、老化を早める。

＋

可動性

背骨は一本の棒ではなく、頚椎、胸椎、腰椎、仙骨、尾骨とたくさんの骨が連動して動く。だが運動不足やゆがみなどが原因で背骨が動かしづらくなると、動かしやすい部位に負担が集中したり、ケガや病気の原因に。バランスよく動かすための柔軟性が必要。

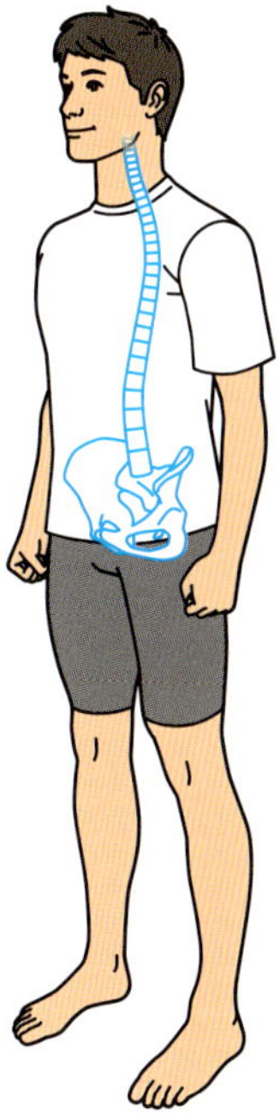

COLUMN

姿勢がよいと頭で荷物を運べる

テレビなどで、インドやアフリカの女性が頭に荷物をのせて運ぶ姿を見たことがありませんか？　実はこれが背骨の力を何より物語っています。背骨が正しい位置にあれば、頭の上に20kgの荷物をのせても、その重さを吸収し、安定して歩くことができるのです。「背骨に負担がかかりそう……」と思うかもしれませんが、その心配は無用。背骨の生理弯曲（S字カーブ）を保った正しい姿勢なら、まったくストレスはかかっていません。むしろ重力がよい刺激となり、骨も強くなるのです。

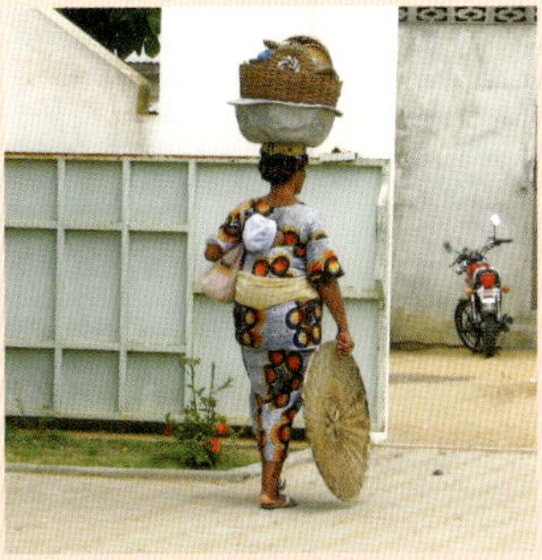

アフリカ・ベナンの女性が頭にたくさんの荷物をのせて運ぶ様子。

しくみ 5

よい姿勢は〝心〟と〝内臓〟にもよい

よい姿勢はなぜ大切なのか

「姿勢をよくしなさい」と言われた経験は誰でもあるでしょう。姿勢[※1]がよいと日常の動作が無理なくできるので、周りの筋肉や関節への負担が減るというメリットがあります。

そして何より、見逃せないのが内臓やメンタル（心）との関係。背骨を中心に〝外側の体〟である筋肉や骨格が丈夫な方は見た目も若々しく、〝内側の体〟である内臓のはたらきも活発なことが多いです。内臓が元気な方は食欲があり、お通じもよく、風邪などのちょっとした不調にも負けづらい体をもっています。

心の状態は、外側（見た目）、内側（内臓）の両方に現れます。気持ちが沈んでいると、どうしても姿勢も前かがみになりがちです。そうすると内臓は潰され、本来のはたらきができませんし、無理な体勢[※2]を続けることで背骨や筋肉にも負担がかかります。

また、その逆もしかり。腰痛を放っておけば、痛みでイライラしますし、背骨から神経を通じて内臓にも悪影響が及びます。こうした反応は、無意識のうちに行われるものがほとんど。5章で詳しく紹介しますが、中医学（中国の医学）における経絡やツボのしくみでも、このようなことに注目しているのがわかります。

※1　一見姿勢がよく見えても、実際は硬直しているだけで柔軟性がない人もいる。1章の頚椎、胸椎、腰椎のチェックテストができなかった人は要注意だ。
※2　19ページの各姿勢について、「背中型」は胸椎、腰椎、「腰型」は腰椎、仙骨、「首型」は頚椎、胸椎に負担が多くかかっている。

代表的な悪い姿勢3パターン

× 背中型

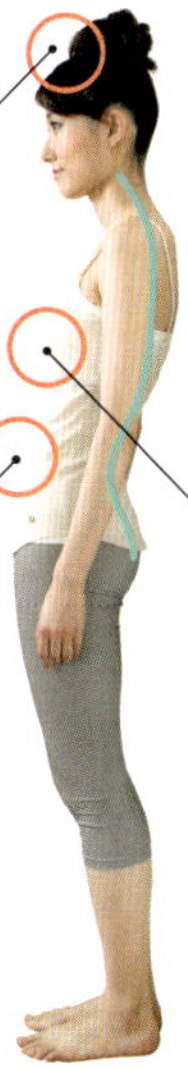

頭を前に出してバランスを取っている。

お腹が突き出ている。

肋骨が前に出て背中が丸まっている。

× 腰型

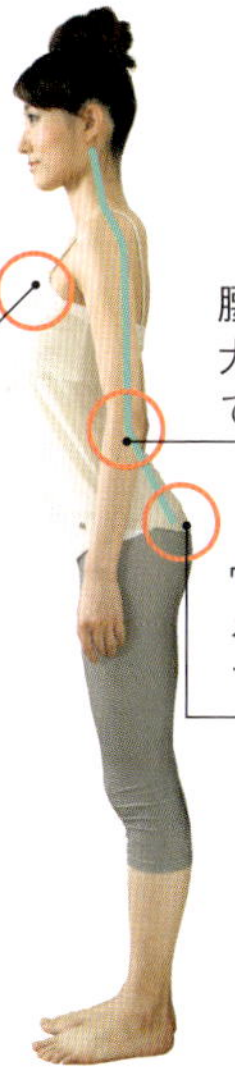

体重が前方にかたよっている。

腰椎のカーブが大きく腰が反っている。

骨盤が前傾し、おしりが突き出ている。

○ 正しい姿勢

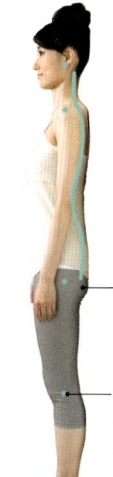

このような自然な背骨のカーブにより、重力や動いたときの地面からの衝撃を吸収できる。

耳たぶ、肩、大転子（太ももの横）、ひざ、くるぶしが一直線になるとよい。

脚の裏がある程度均等に地面についている。

× 首型

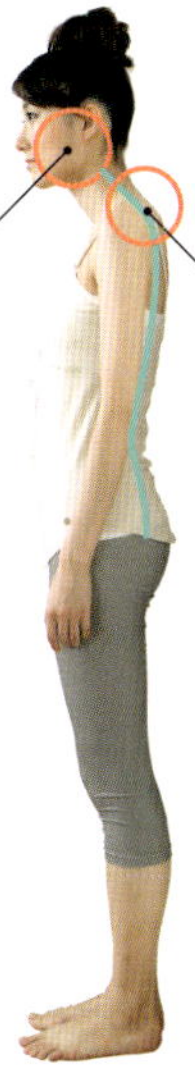

頭が前に出ている。

肩が丸まっている。

しくみ 6

なにげない日常動作が背骨の老化を早める

頻度が高い動作ほど背骨の健康に直結

前述のように、姿勢がよいと日常での動作も無理なくできるようになるため、体への負担が減ります。しかし、立ち方の良し悪しはなんとなくわかっても、普段の動き方はわからないという方は多いのではないでしょうか。ここでは、背骨に負担をかけない日常動作のポイントを見ていきましょう。

基本的には、どんな動作でも背骨の自然なカーブを保つこと。[※1]洗面台で腰をかがめて顔を洗う、[※2]テレビを見るとき顔だけテレビに向けるなどは、ちょっとしたことですが積み重なると背骨に負担がかかります。また、中腰の状態で体をねじる動きはもっとも腰を痛めやすいので、重い荷物を持ち上げてクルッと横を向く、などの動きは特に注意しましょう。

また、やはり長時間、同じ姿勢をとり続けるのはよくありません。長時間[※3]座る場合は一時間に一回は席を立ち、体を動かす習慣をつけましょう。ちなみに、ずっと座っていた後に立ち上がるなど、同じ姿勢をとっていた後のふとした動作は背骨を傷めやすいので要注意。「こういうときが危ない」と知って動くだけでも、ケガの予防につながります。

※1　腰は丸めず、股関節から体を倒すとよい。
※2　この場合は顔だけでなく、体ごとテレビのほうに向ける。
※3　腰をかけたときに太ももが床と平行で、ひざが90度になる椅子に座ると負担がかからない。

やりがちな「危ない生活習慣」

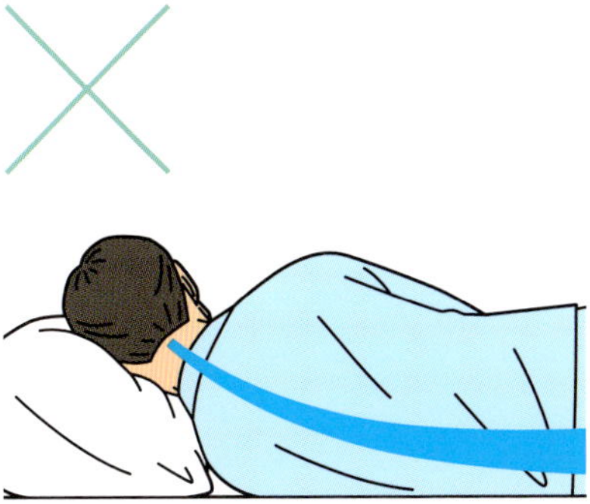

枕が高すぎる、もしくは低すぎると首や周りの筋肉に負担がかかり、背骨の老化につながるので、背骨の自然なカーブを崩さない高さにする。寝ても疲れが取れない人は、枕が合っていない可能性も。また、体に痛みがない限り、横向きよりは仰向けで寝るほうが背骨によい。

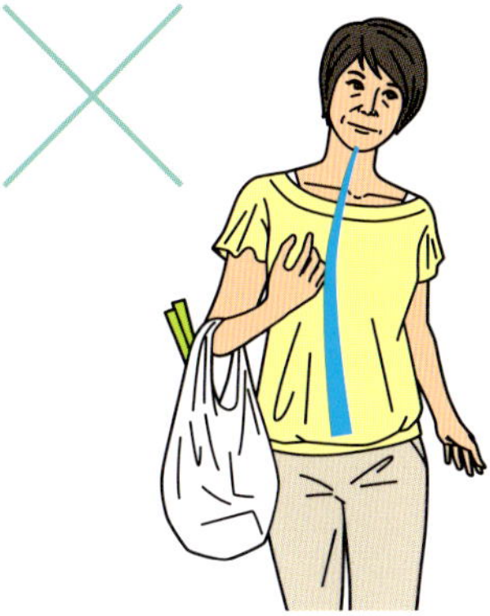

かばんや荷物をいつも同じほうの手で持つ人は要注意。重力に負けないように拮抗して上向きの力がはたらくので、片方だけの腕や背中の筋肉に負荷がかかってしまう。こまめに持ち替えて、過度な負担にならないように気をつける。

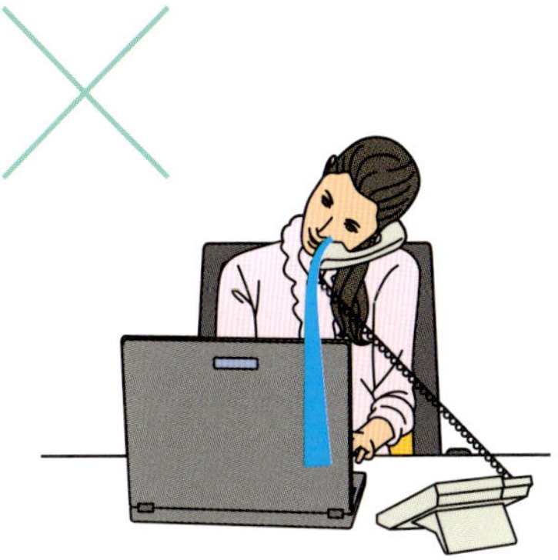

デスクワークは、姿勢が前かがみになりやすい。パソコンの画面が目線より高すぎると首への負担が強いので、なるべく目線の高さか、目線のやや下になるよう調整する。また、肩と耳で電話を挟んで話すと背骨が不自然に弯曲するため避ける。

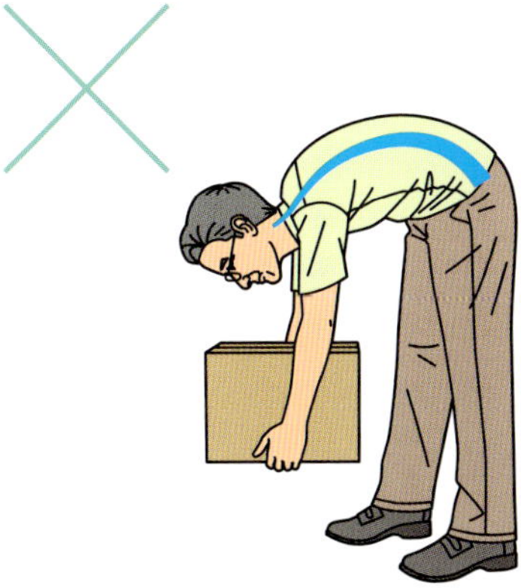

中腰は腰（腰椎）への負担大。歯磨きや洗顔の際、背中を丸めてかがむのも同様によくない。股関節から体を曲げる、ひざを深く曲げる、踏み台を使って高さを調整するなどして、負担を減らす。

しくみ
7

背骨のしくみとはたらき

あらゆる動きを可能にする緻密な構造

では、ここからは詳しく背骨のしくみを見ていきます。解剖学の視点から背骨の特徴を知ることで、背骨とより上手に付き合っていけるでしょう。

背骨は26個の椎骨《ついこつ》が積み重なり、脊柱《せきちゅう》という一本の柱を作っています。ゆるやかなS字カーブを描いており、このカーブが歩くときに生じる地面からの衝撃をやわらげてくれています。

それぞれの部位で関節の方向やはたらきが違うため、頸椎《けいつい》、胸椎《きょうつい》、腰椎《ようつい》、仙骨《せんこつ》、尾骨《びこつ》と名称が異なりますが、すべて連動しています。この緻密《ちみつ》な構造のおかげで、私たちは体をねじったり、かがんだりというさまざまな動作が可能なのです。ちなみに、椎骨の間にある椎間板《ついかんばん》※1という軟骨は、二十歳を過ぎると血管からの栄養供給がなくなります。動かすことで周囲の血管から栄養を吸収しやすくなるので、運動が大切。

背骨の中にある脊柱管《せきちゅうかん》には脊髄《せきずい》という神経の束があり、その周りを脳脊髄液《のうせきずいえき》※2が流れています。さらに、血管や神経が網目のように張りめぐらされています。このように背骨は神経や血管を保護しながら、人間の自由な動きを可能にしている、生命の根幹ともいえる部位なのです。

※1　椎間板とは上下の椎骨（椎体）の間にある軟骨で、中に髄核というボール状のものを入れながら緩衝剤の役目をする。大人の椎間板は血管が分布していないので、周囲の毛細血管網からスポンジのように老廃物の排泄や栄養の取り込みが行われる。
※2　脊髄と脳の周りを循環する体液。脳細胞に栄養を与えたり、老廃物を排泄したりするはたらきがある。

背骨の構造

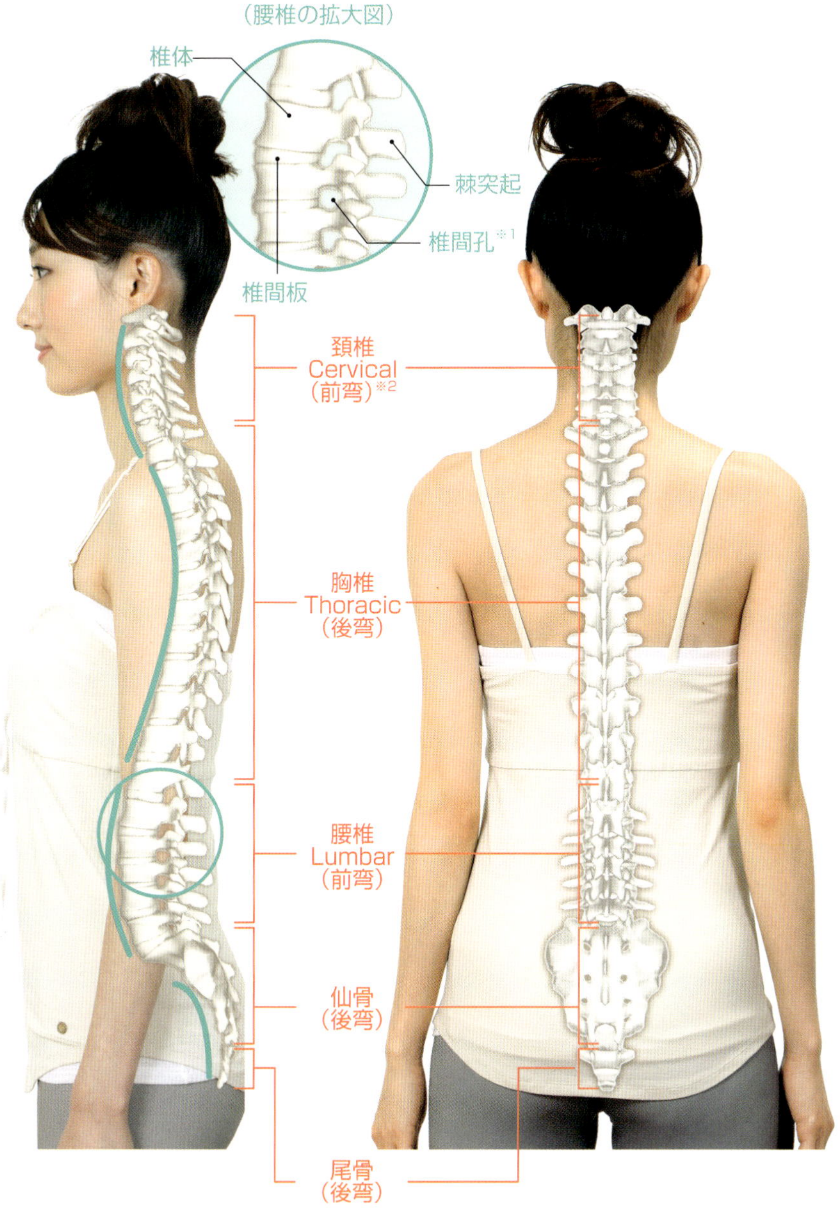
（腰椎の拡大図）
椎体
棘突起
椎間孔※1
椎間板
頚椎
Cervical
（前弯）※2
胸椎
Thoracic
（後弯）
腰椎
Lumbar
（前弯）
仙骨
（後弯）
尾骨
（後弯）

※1　上下の椎骨の間を椎間孔といい、神経や血管が出入りする。

※2　背骨には生理弯曲という、直立二足歩行の人間に効率のよいカーブがある。頚椎は前弯（前が凸の状態）、胸椎は後弯（後が凸の状態）、腰椎は前弯（前が凸の状態）、仙骨・尾骨は後弯（後が凸の状態）のカーブをもつ。

可動範囲が広く、すべての方向に動く

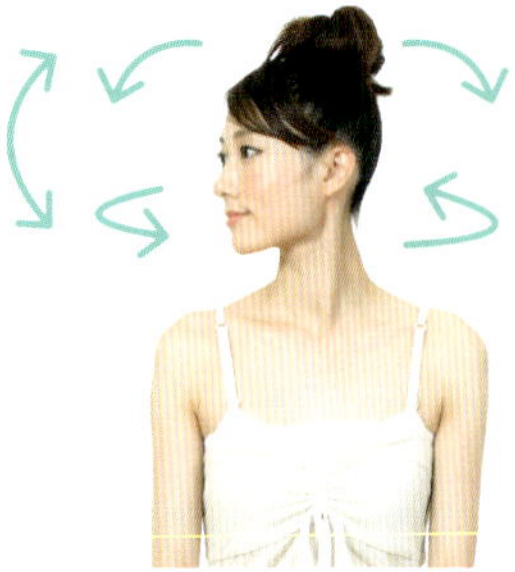

頸椎は回旋（回す動作）を中心に、背骨の中でもっともよく動けるのが特徴。これはどんな体勢でも目を水平に保ち、大切な頭を適切な位置で保つため。そのように頸椎は動きが大きいので、安定させるために灰皿が積み重なるような構造をしている。また、頸椎１、２番は回旋動作をしやすい形状になっており、頸椎の回旋の約５割がここで行われる。

PICK UP!

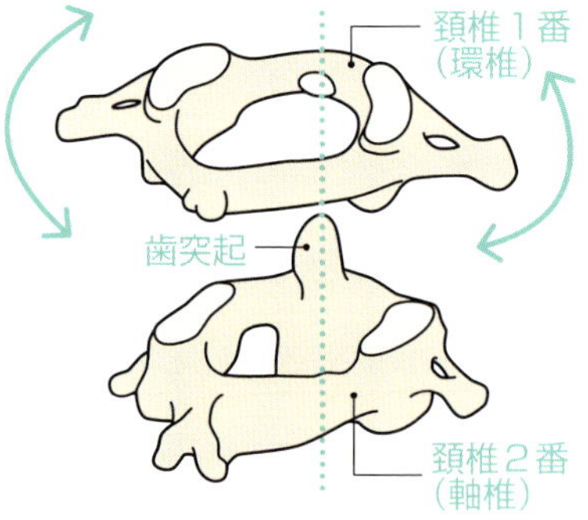

頸椎１、２番は、７つの頸椎の中でも特殊な形状とはたらきを持つ。１番は輪っかのようになっていて椎体がなく、環椎と呼ばれる。２番は歯突起という僧侶の頭のような部分をもっていて軸椎と呼ばれる。頸椎は２番の歯突起を軸にして１番が回ることで、回旋しやすい構造になっている。１番と２番をつなぐ関節は環軸関節と呼ばれる。

頸椎《けいつい》

【Cervical】

頭を適切な位置へ導く
自由な動きが可能な部位

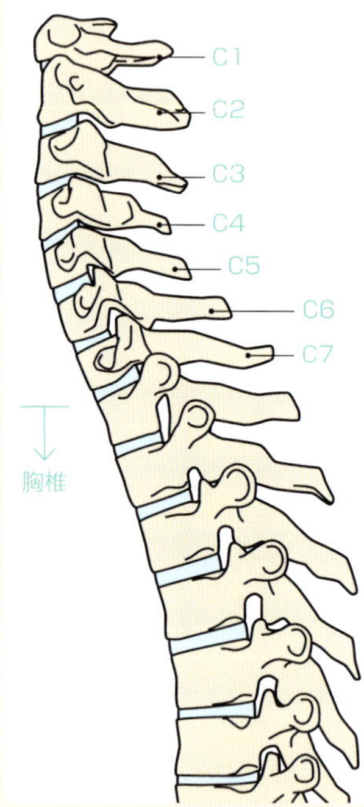

- 椎骨の数は7個で小さい。C1〜7（頸椎１〜７番）
- 関節の角度は45度
- 曲げたり、伸ばしたり、ねじったり自由に動かせる
- 頭と頸椎１番は前後に動く
- 頸椎１、２番は特殊な形をしている
- 主に手や腕に関わる神経が出入りしている

ポジショニングが大事

本来、頚椎は前方向にカーブしている（前弯）が、スマートフォンやパソコンの操作姿勢が影響して、カーブがなくなったり（ストレートネック）、反対に後方向にカーブしてしまう（後弯）人が増えている。こうなると頚椎が本来の角度からずれて、頭が前に出た悪い姿勢に。重力に負けないよう、背中側の筋肉がクレーンのように頭を後ろに引っ張るため、過度な負担がかかり、肩こりや頭痛などにつながる。

ストレートネックの例

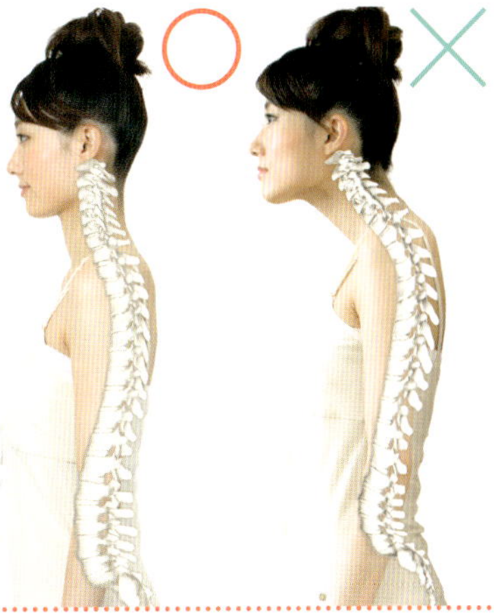

触れやすいポイント

実際に自分の首を後ろから触れてみると、2、7番はでっぱり（棘突起）が大きいのでわかりやすい。一方で3、4、5番はちょうど前弯している部分なので触れにくい。もし頚椎全体が後ろに出ている感じがしたり、真ん中あたりが後ろに突出しているように感じたときは、ストレートネックや後弯の可能性がある。

椎骨動脈が通っている

頚椎6番から骨の中を通っているのが、脳に栄養を与える血管である椎骨動脈。骨の中を通っているのは、大事な血管を守るためだと考えられる。椎骨動脈は、頚椎の動きや老化による変性などの影響を受けやすいので、めまい持ちの人や高齢者は、過剰にあごを上げたり、そのまま頭を回す動作は危険な場合もある。

動きをCheck!

頭を上げ下げする。まっすぐ上を向けるかどうか、人に見てもらうとよい。鼻やあごが途中でズレたり、うがいをする程度しか伸展できないのは要注意。前屈では、無理して下まで動かさないように。

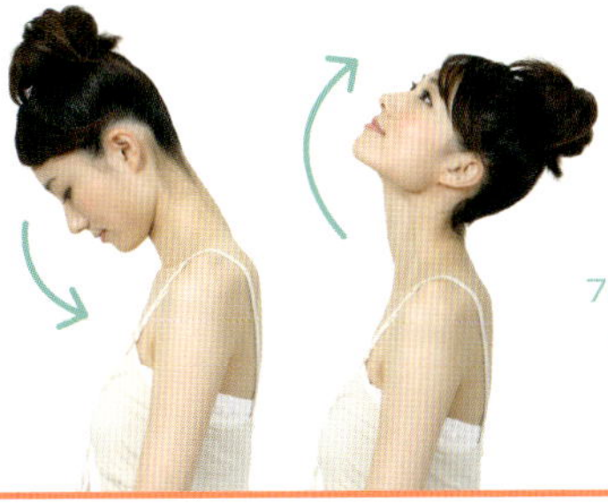

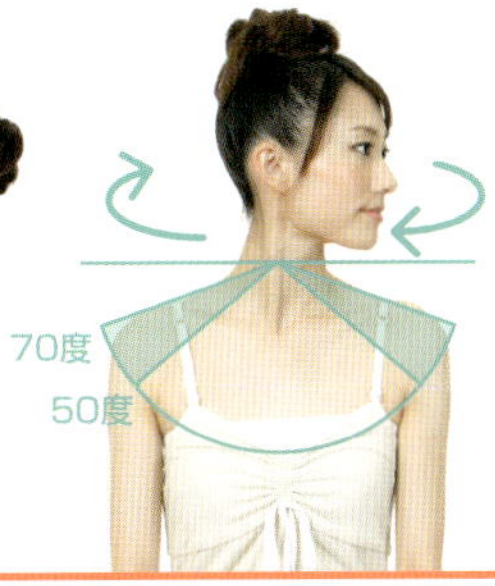

首を左右に回す。50〜70度回ればOK。左右差があったり、50度も回旋できないようなら頚椎が老化している可能性がある。

胸椎《きょうつい》

【Thoracic】

動きが制限されやすく
隠れトラブルが多い

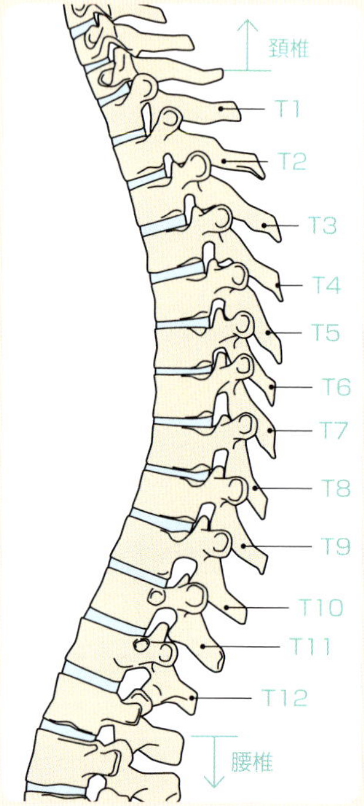

- 椎骨の数は12個。T１～12（胸椎１～12番）
- 椎骨は頚椎より大きく、腰椎より小さい
- 肋骨、胸骨とともに胸郭（肺や心臓を保護するカゴ状の骨格）を形成。まれに頚椎７番と腰椎１番に肋骨がある場合もある

可動性を高めることが大事

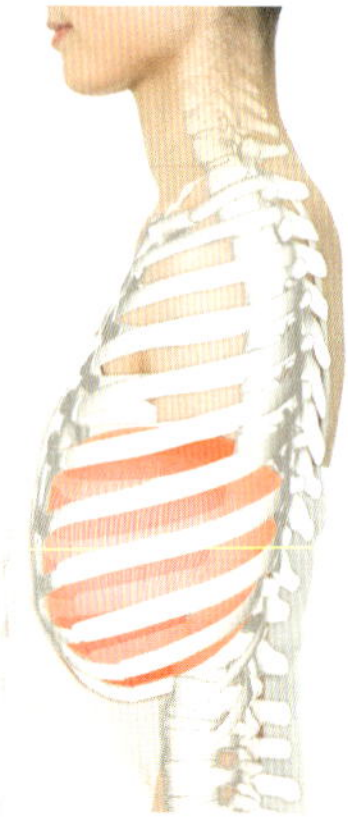

胸椎は肋骨に囲まれており、もともと動くことを主としていないため、可動性が低下しやすい傾向がある。そのため頚椎や腰椎が代わりにたくさん動き、そちらに障害が出ることが多い。現代人はこれが原因で肩こりや腰痛になっているケースが多く、２章で紹介するウォール・ツイスト（52ページ参照）などで胸椎の可動性を上げることが重要となる。

回旋は得意だがふいに傷めやすい

胸椎は曲げる、反らすという動きが苦手だが、回旋範囲は広く、「ねじる」という行為は頚椎を除くとほぼ胸椎で行っている。ただし、可動性が低下して動かしづらいので、無理にねじって傷める人が多い。

PICK UP!

反らしにくかったり、動かしにくい理由として、椎間板が薄く、棘突起が長いという構造上の特徴がある。これは胸椎の前に胸郭を形成する胸骨、周りに肋骨があるため、胸椎が大きく伸展すると心臓や肺など大事な臓器が潰れてしまうためだとも考えられる。

胸椎11、12番は特異

胸椎11番と12番は肋骨が短いので、動きが大きくなる。加えて椎間関節の形状が変わり、前後の曲げ伸ばしが動きのメインに。胸椎10番までは曲げ伸ばしがあまりできない構造だが、ここから急に可能になるため、ふいな動作で傷めやすい。このあたりには胃兪（99ページ参照）など胃腸に効くツボがあり、神経も出入りしている。ヨガで「ツイスト系のポーズが内臓に効く」といわれるのもこのため。また、圧迫骨折しやすい部位で、臀部の痛みとも関係が深い。

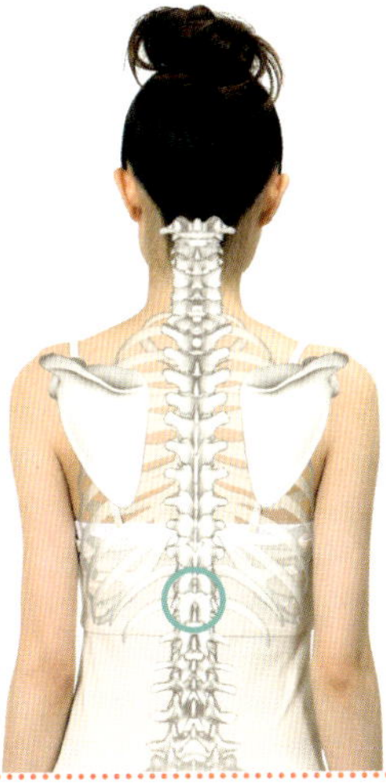

胸椎4～6番までが頚椎ともいえる

頭と首の動きは頚椎だけでなく、胸椎4～6番に付着する筋肉も担うことから、ここまでが頚椎だとも考えられる。近年はパソコン作業やスマートフォンの使用が増えていることで肩こりなどが増えており、その原因となる肩甲骨や胸郭の緊張がもっとも現れるのがこの部位だといわれる。

自律神経と関わりがある

38ページで詳しく説明するが、胸椎は自律神経と関わりが深く、交感神経の幹が背骨と肋骨の前に連なっている。そのため胸椎の可動性が低下したり、ゆがみが発生したりすると、神経に影響が出ることになり、精神的な不調や内臓の問題などが起こることもある。

動きをCheck!

両手を胸の前で交差させる。

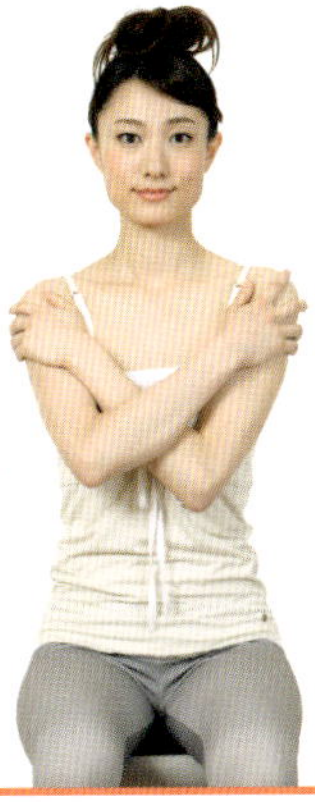

骨盤を固定させたまま、上半身を右にねじる。ひじが太もものラインまでくるようなら、胸椎はしっかり機能している。反対も同様に行い、左右差もチェックする。

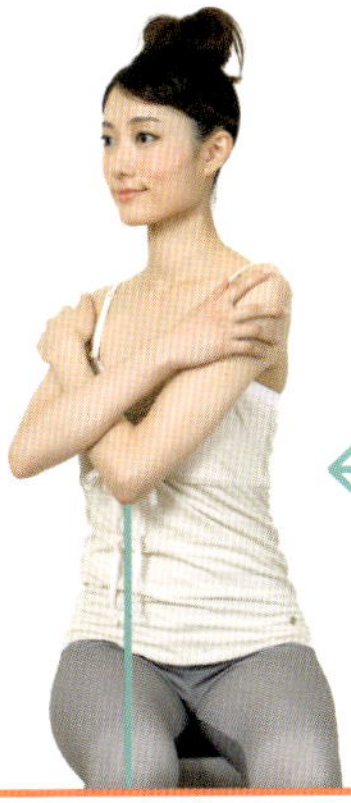

腰椎《ようつい》

【Lumbar】

上半身の屈曲・伸展の大部分を担う背骨の要

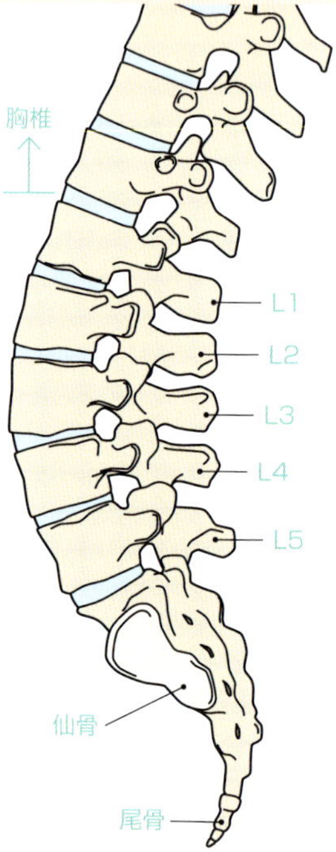

- 椎骨の数は５個。L１～５（腰椎１～５番）
- 椎骨と椎間板はもっとも大きい
- ヘルニアが発症しやすい
- 曲げる、反らすが得意。上半身の屈曲・伸展の約７割を担う
- 主に下肢の感覚と運動に関わる神経が出入りしている
- 腰椎５番と仙骨は骨の形に個人差が大きい

椎間板が大きくヘルニアになりやすい

腰椎は椎骨が大きいため、椎間板も背骨の中でもっとも大きい。だが、下部は靭帯が薄くなっていてガードが弱いので、ヘルニアが発症しやすくなっている。特にヘルニアが出やすいのは４、５番で、こうした構造上の理由からともいえる。

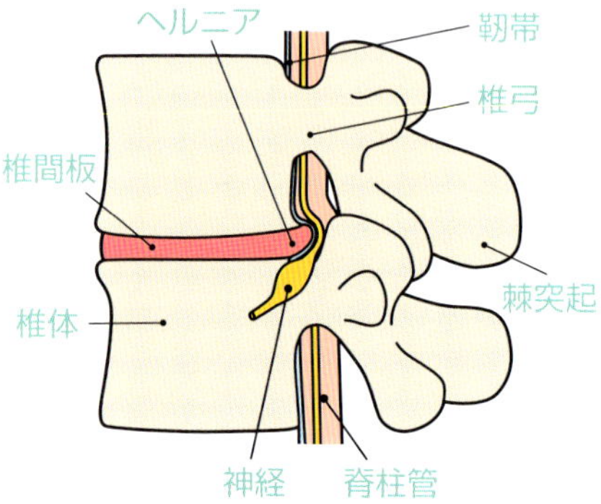

ヘルニアとは、背骨のクッションの役割を果たす椎間板が変形し、亀裂が入ることで、中の髄核（22ページ脚注参照）が後ろに飛び出し、神経を圧迫することで痛みが出ること。椎間板の組織がもろい後ろの外側に飛び出すことが多い。前にかがんだり、かがみながら腰をひねる動作は椎間板を痛めるため、ヘルニアの人は要注意。

肋骨の名残がある

腰椎には、肋骨の名残といわれる突起がある。やわらかくて折れやすいので、たとえばやせている人は簡単に触ることができる。マッサージする際にこっていると勘違いしてグイグイ押してしまうと、骨折することがあるので注意。

可動域が広い

腰椎は関節面の角度から、得意な動きは体を曲げることと反らすこと。上半身の屈曲・伸展の動きの約75％は腰椎がおこなっている。

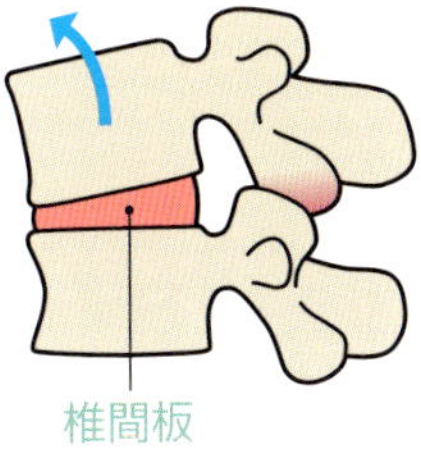

屈曲しているときの背骨（腰椎）の状態。椎間板がクッションのように衝撃を吸収することで、自由な動きが可能になっている。

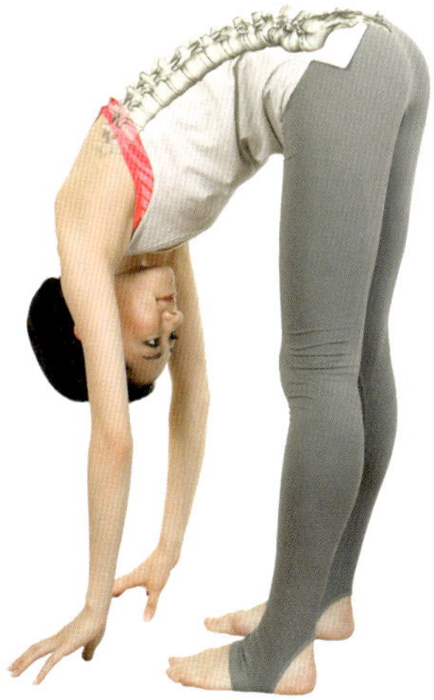

前弯は人間の特徴

腰椎は前弯（前方向にカーブ）しているが、これは人間特有。四足動物には見られない特徴だ。実は人間の胎児は腰椎が後弯（後方向にカーブ）しているが、立って歩き始めるときに前弯になっていく。成人ではイスにもたれかかり、おしりを前にずらして座っていると後弯がクセになることも。

安定性が大事

腰椎は重い体を支えている上に、胸椎のように肋骨という支えがないので安定性が求められる。そして、屈曲・伸展の動きを中心に背骨の中でも特に可動域が広い。したがって、腰椎を傷めないためには、周囲の筋肉がきちんと機能することが重要。また、上下の骨や関節とスムーズに連携していることが大切だ。

動きをCheck!

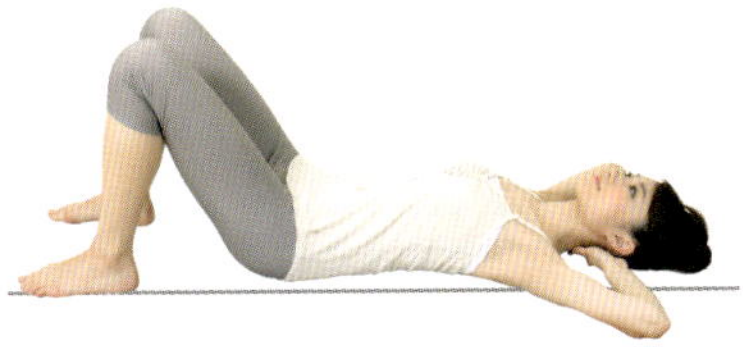

腰の伸展チェック。仰向けになり、ひざを立て、頭の下で手を組む。

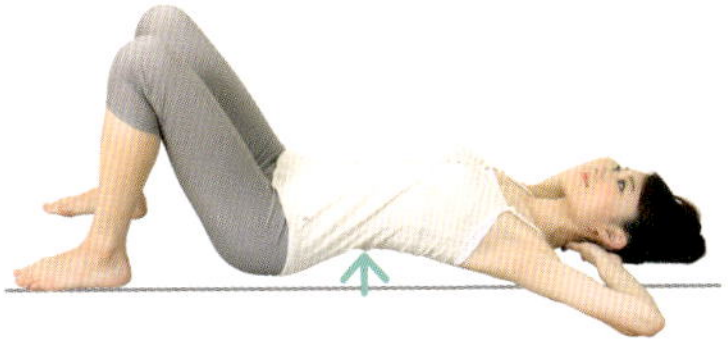

この状態で背中はつけたまま、骨盤を動かして腰だけを反らす。床からこぶし1個分のスペースができれば、腰椎は十分伸展できている。

仙骨《せんこつ》

【Sacrum】

腰椎と連携して体のバランスを取る

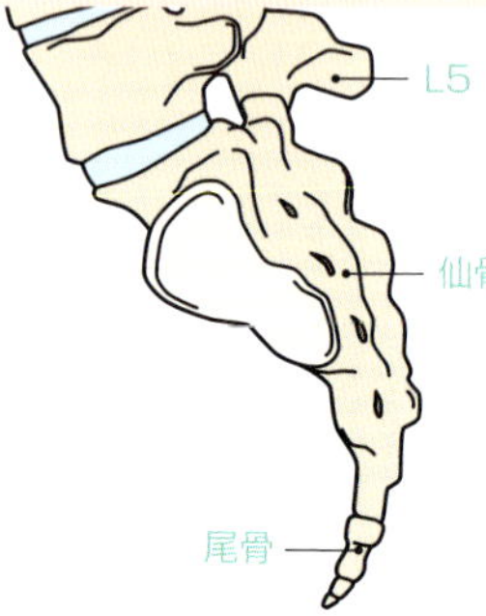

［背面］

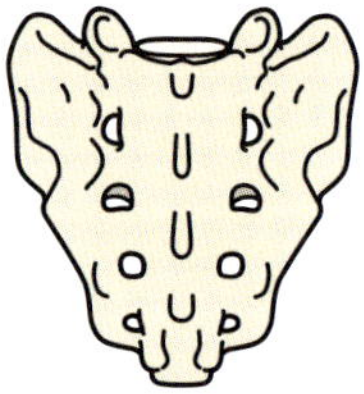

- 骨盤の一部でもある
- 背骨の中でもっとも大きい
- 前後には穴が空いており、そこから神経が出ている
- 脊柱管から続く仙骨管があり、脳脊髄液と神経が保護されている
- 坐骨神経を形成する神経も出入りする

体重を左右に分散する役目

仙骨は骨盤の中央に位置しており、体重を左右に分散するキーストーンの役目を持つ。また、上は腰椎と関節でつながっていることから、骨格の要にもなる。

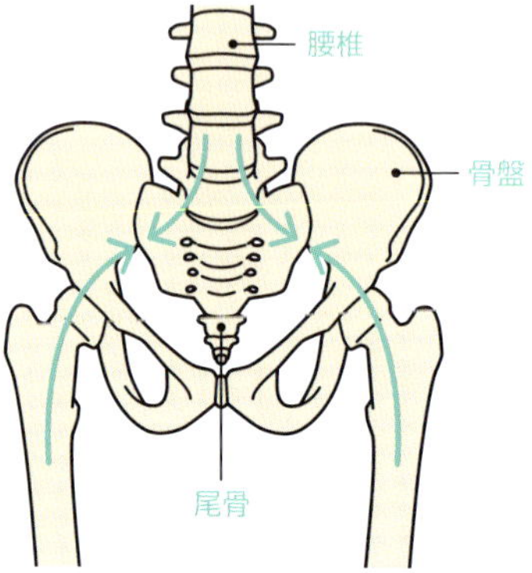

仙骨の傾きによって腰椎のカーブが決まる

腰が反っている状態を「反腰」というが、腰椎のカーブを決めるのが実は仙骨。仙骨の上部が前に倒れて骨盤が前傾すると、腰椎のカーブが大きくなり反腰に。反対に仙骨が後ろに倒れて骨盤が後傾すると、腰椎のカーブは小さくなる。女性は男性と比べ、股関節の角度などの影響もありカーブが大きくなる傾向がある。

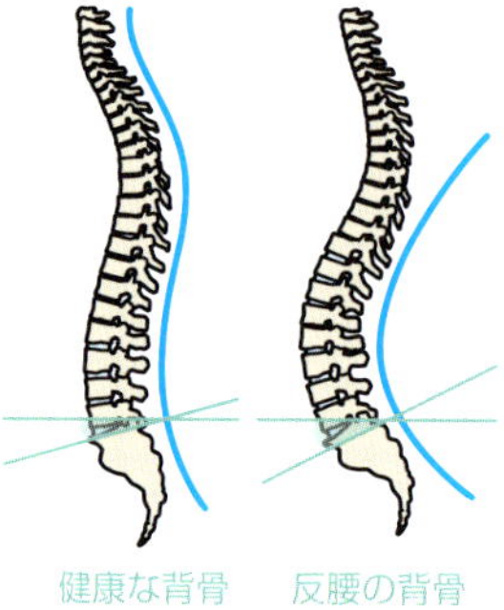

健康な背骨　反腰の背骨

尾《び》骨《こつ》

【Coccyx】

人によって数が違う
しっぽのなごり

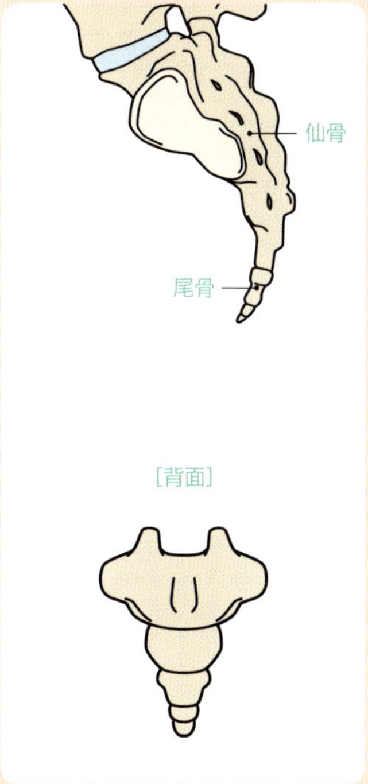

- 3～5個
- 背骨の一番下にある
- 子どものときは分かれているが成長するにつれて一つにくっつく（癒合する）
- 女性は外向き、男性は内向きの傾向がある

背骨の一番下で姿勢をコントロール

尾骨には、骨盤の下にハンモック状に伸びる骨盤底筋の一部が付着している。骨盤底筋は内臓を下から支え、不安定になりがちな腰椎を安定させるはたらきがある。骨盤底筋の状態は尾骨と仙骨の位置や角度を決めるので、腰椎のカーブにも影響を与える。尾骨は小さいが、背骨の一番下で姿勢をコントロールしているともいえるのだ。

尾骨の痛みと座る姿勢の関係

尾骨の痛みを訴える人は意外と多いが、原因の一つは座る姿勢。腰を丸めた状態で長時間座っていると、坐骨（骨盤の下部）ではなく皮下組織の薄い尾骨で支えることになり、重力の負荷がダイレクトにかかってしまう。尾骨だけでは重力を支えきれないため、痛みが出ることに。立ち上がるときに尾骨が痛む人は要注意だ。また、過去のしりもちや心理的な問題、内臓の問題で痛みが出ることもある。

実は頭蓋骨ともつながっている

脳を保護している頭蓋骨と、脊髄を保護している背骨の中を循環しているのが「脳脊髄液」。これは神経細胞に栄養を与えたり、老廃物を排泄したりするもので、尾骨は脳に向かって脳脊髄液を押し出すためのポンプ作用を担っている。また、頭蓋骨と尾骨は膜でつながっているので、尾骨の問題は全身の不調に影響を及ぼす可能性がある。

しくみ 8

背骨に関わる筋肉

背骨を支える筋肉のはたらきを知ることが、背骨の老化防止につながる。

表層

僧帽筋《そうぼうきん》

肩から背中にかけてあるため、“僧侶の頭巾”に似ているのが名前の由来。**肩こりに関する代表的な筋肉**で、抗重力筋（重力に負けないように体を引き上げる筋肉）としても重要。

肩甲挙筋《けんこうきょきん》

肩甲骨を頚椎の方へ引き上げるはたらきをもつ。日常的に片方の肩に鞄をかけた際、落ちないようにする動作はこの部位に負担をかけ、**頑固な肩こりの原因に**。メンタルストレスの影響も受けやすい。

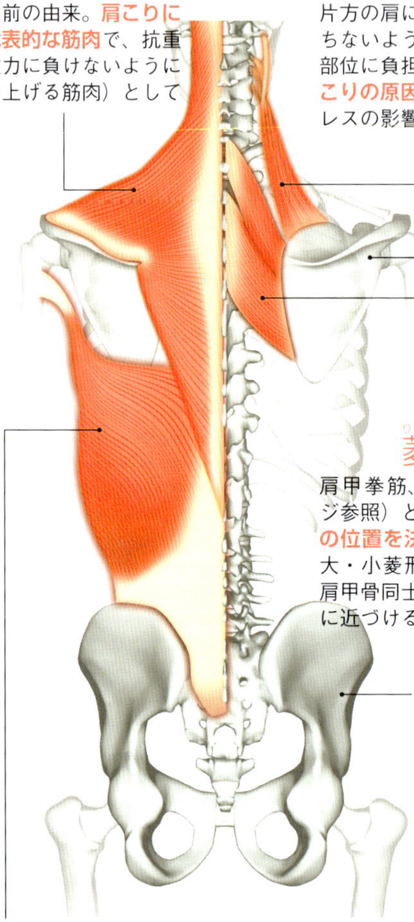

菱形筋《りょうけいきん》

肩甲挙筋、前鋸筋（54ページ参照）と連携して、**肩甲骨の位置を決める重要な筋肉**。大・小菱形筋にわけられる。肩甲骨同士を引き寄せ、背骨に近づけることができる。

広背筋《こうはいきん》

背骨と骨盤、肋骨と肩甲骨、上腕骨までをつなぐ、**上半身で一番大きい筋肉**。そのため肩や腕の動きにも関わる。

中間層

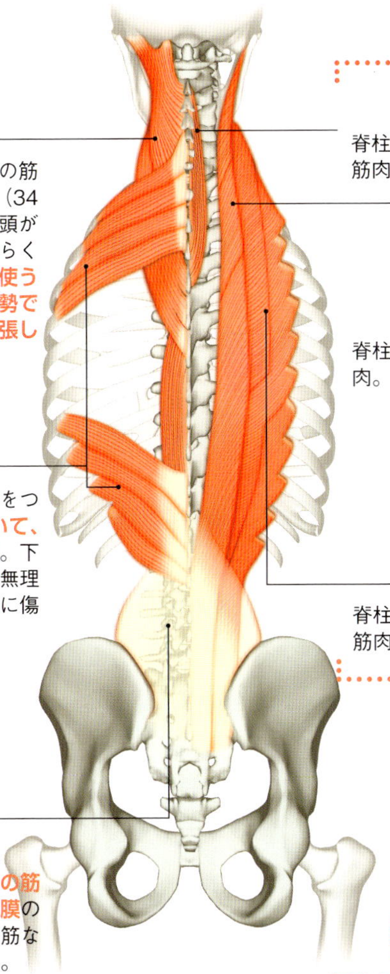

板状筋《ばんじょうきん》

頚椎と胸椎からつく二つの筋肉が存在する。半棘筋（34ページ参照）とともに、頭が前に倒れないようにはたらくので、**スマートフォンを使うときなど、下を向いた姿勢で長時間の作業をすると緊張しやすい**。

後鋸筋《こうきょきん》

深層にあり、背骨と肋骨をつなぐ。**上下にわかれていて、それぞれが呼吸に関わる**。下後鋸筋は、背伸びをして無理に体を伸ばすとき、ふいに傷めやすい筋肉でもある。

胸腰筋膜《きょうようきんまく》（腰背腱膜《ようはいけんまく》）

腰背部にある広背筋などの筋肉をつなぎ集める分厚い膜のこと。広背筋や脊柱起立筋などはここからついている。

棘筋《きょくきん》

脊柱起立筋のもっとも内側の筋肉。

最長筋《さいちょうきん》

脊柱起立筋の真ん中にある筋肉。

腸肋筋《ちょうろっきん》

脊柱起立筋のもっとも外側の筋肉。

脊柱起立筋《せきちゅうきりつきん》

腰より上の背骨を保持することで直立姿勢をつくり、背骨を伸ばしたり、反らせたりする筋肉の集まり。排便や呼吸、咳やくしゃみなどの生理現象を補助するはたらきもある。

最深層

後頭下筋群《こうとうかきんくん》

僧帽筋などの深部にある小さな筋肉群。眼精疲労や頭痛、メンタルとの関わりが深い。頭の位置を感じるセンサーがあることから、**頭を保持し固定するはたらきもある**。

半棘筋《はんきょくきん》

頭部、頚部、胸部にわかれていて、板状筋とともに**頭が前に倒れないよう引っ張るはたらきがある**。左右の片側だけがはたらくと背骨を側屈させ、両方同時にはたらくと頭や背骨を後屈させる。

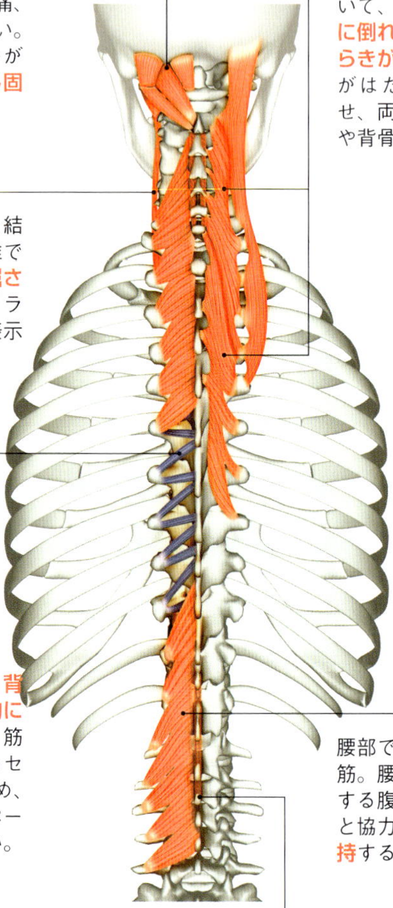

横突間筋《おうとっかんきん》

上下にある背骨の横突起を結ぶ小さな筋肉。頚椎と腰椎で発達していて、**背骨を側屈させるはたらき**がある。※イラストでは頚椎の一部のみ表示

回旋筋《かいせんきん》

胸椎でよく発達していて、**背骨を回旋させたり、自律的に保持するはたらき**がある筋肉。背骨の状態を感知するセンサーの役割があるため、ウォール・ツイスト（52ページ参照）で刺激するとよい。

多裂筋《たれつきん》

腰部で特に発達している深層筋。腰のコルセットの役割をする腹横筋や骨盤底筋群などと協力して、**腰椎の姿勢を保持**するはたらきがある。

棘間筋《きょっかんきん》

上下の棘突起を結ぶ小さな筋肉。頚椎と腰椎でよく発達していて、**背骨を反らせる（後屈）はたらき**がある。

頚部

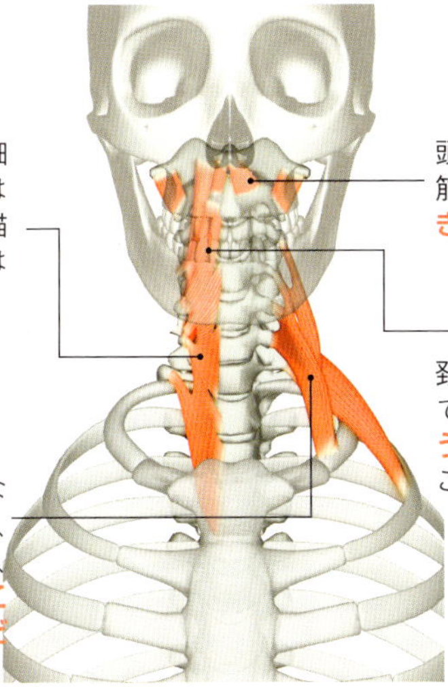

頚長筋《けいちょうきん》

頚椎と胸椎をつなぐ前面の細長い筋肉で、頚椎の前屈にはたらく。意識しづらいが、猫背やストレートネックの人は問題があることが多い。

頭直筋《とうちょくきん》

頭と頚椎１番をつなぐ小さな筋肉。**頭を前屈させるはたらきがある**。

頭長筋《とうちょうきん》

頚椎の前にある細長い筋肉で、**頭を前屈させるときに使う**。深部にあるため意識することが難しい。

斜角筋群《しゃかくきんぐん》

頚椎と肋骨の上部二本をつなぎ、呼吸に関係する。また、頭やあごの位置にも関わり、ここが緊張すると**頑固な肩こりや腕のだるさ、しびれなどの不調が出ることも**ある。

腰部

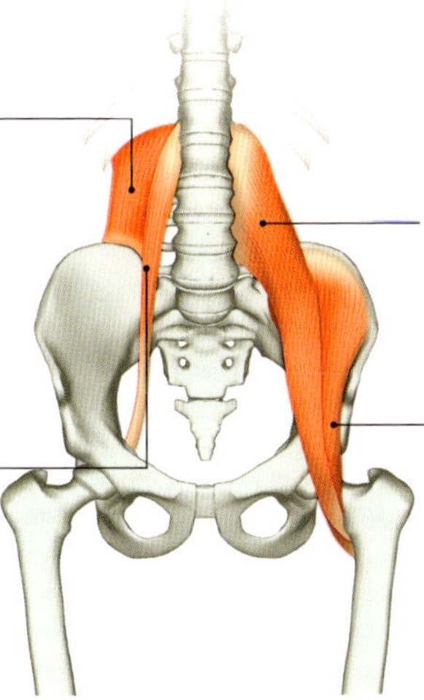

大腰筋《だいようきん》

骨盤をまたいで背骨と大腿骨をつなぎ、さらに横隔膜ともつながっている。過剰な緊張は腰椎のカーブを大きくし、骨盤を前に傾けることになり、**しばしば腰痛や脚のしびれなど下半身の不調を引き起こす**。

腰方形筋《ようほうけいきん》

骨盤と腰椎・肋骨をつなぐ筋肉で、**腰を安定させ、自由な動きを支える**。腰椎の側屈や横隔膜ともつながる。

腸骨筋《ちょうこつきん》

背骨にはついていないが、大腰筋と合わせて腸腰筋と呼ばれている深層筋。**股関節を屈曲させるときに使われる**。過剰な緊張は骨盤を前に傾けることもある。

小腰筋《しょうようきん》

大腰筋の股関節の屈曲を補助する筋肉。大腰筋に埋もれるような感じで存在している。生まれつきない人も多い。

※このほか背骨についている筋肉として、横隔膜や大臀筋、梨状筋、尾骨筋や肛門挙筋など骨盤底筋の一部、肋骨挙筋、腹横筋、内腹斜筋などがある。また、腹直筋、外腹斜筋、大胸筋、小胸筋、前鋸筋なども間接的に背骨の安定に関わっている。

しくみ 9

背骨が老化するメカニズム

主な原因は椎間板の変形

背骨の老化やトラブルは、事故や感染症を除けばある日突然起こることはありません。徐々に進行しているのです。

一番わかりやすいのが、椎間板が潰れるなどで形が変わってしまうこと。悪い姿勢や間違った動作などにより、日常的に椎間板に負荷がかかることで傷つくパターンです。こうなると痛みや動きにくさにつながり、神経や血流などの問題、さらには背骨を保護している靭帯にまで影響が出ることになります。

そして、もっとも多いのが※椎間関節の問題。たとえばストレスなどで呼吸が浅くなり、前かがみになる悪い姿勢が続くと、もともと動きにくい胸椎の可動域がますます減ります。すると、動かしやすい頚椎や腰椎が過剰にはたらくことになり、首や腰の椎間関節の負担が増加。長引けばその部位の椎間板に亀裂が入るなどのトラブルにつながります。さらに、周囲の筋肉もオーバーワークになり、疲労や緊張から、ついには肩こりや腰痛が引き起こされるのです。

椎間関節自体は、問題が起こっても痛みがないことも多く、気づきにくいですが、どこか一カ所でもスムーズに動かなくなると、負のループで背骨の老化が進んでいくのです。

※　椎間板と椎間関節のメカニズム…椎間板は上下の椎骨をつなぎ、緩衝剤として背骨を安定させながら、その弾力性で自由な動きを可能にする。一方、椎間関節は決まった方向に動きを誘導しながら、周りの靭帯とともに動きを制御する。このバランスで背骨に安定性と可動性が生まれる。

肩こり、腰痛が起こるメカニズム

1 ストレスや不良姿勢で胸椎の可動域が減る。

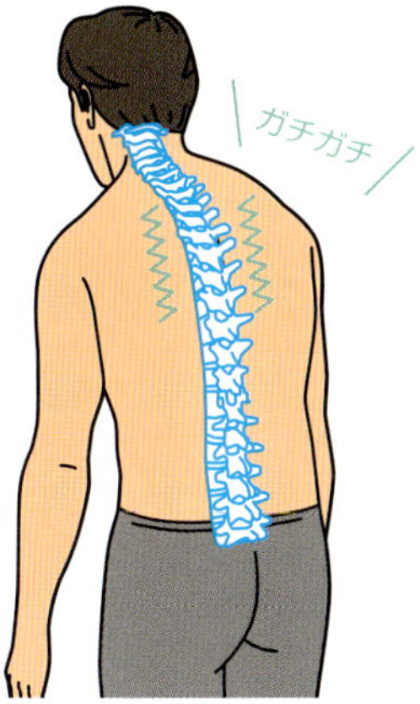

2 胸椎の代わりに動く頚椎や腰椎を安定させようと周囲の筋肉がはたらき、疲労や緊張によって肩こりや腰痛が発生する。

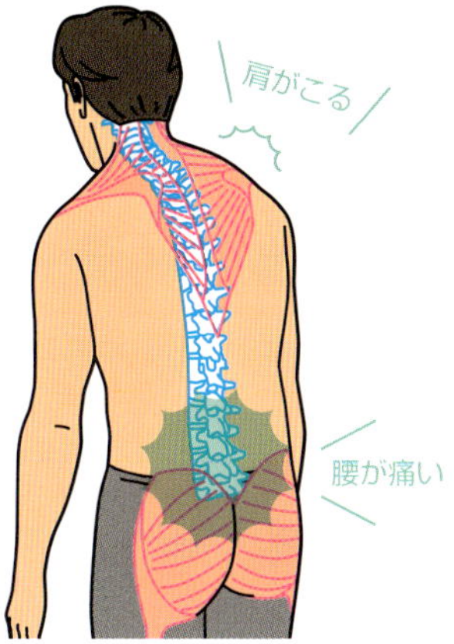

このとき背骨では何が起きている？

頚椎や腰椎が代わりに動く。いつも以上に頚椎や腰椎がはたらくことになり、椎間関節に負担がかかり(A)、経過が長いと椎間板がつぶれるなどの変性が起こる（B)。

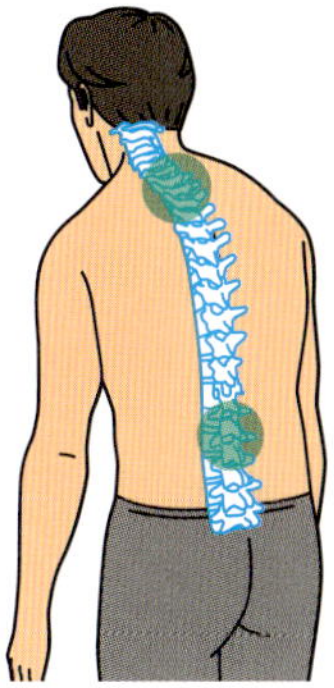

（背骨の拡大図）

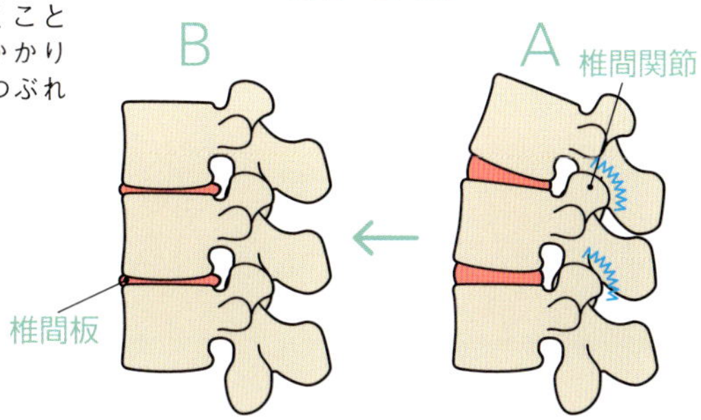

不安定な状態を解消するため、ゆがんだ状態で筋肉が緊張し続けるので、椎間板も弾力を失い、変性しやすくなる。

可動性が大きいと椎間関節の動きの負担が増え、関節を痛めやすくなる。

しくみ 10

胃腸の不調も背骨の老化と関わっている

背骨と内臓の関係

さて、背骨のしくみがわかってきたところで、背骨と内臓の不調について詳しく見ていきましょう。

たとえば胸椎において動きづらい状態や、ゆがみが続いていると、胸椎を出入りする神経や胸椎の前にある交感神経幹と内臓が、構造的に圧迫されます。すると、胃腸の不調が生じやすくなったり、治りにくくなることがあります。

多くの人は「胃が痛い」となると、胃に問題があると思うでしょう。もちろん、胃腸の不調の原因が胃そのものにある場合もありますが、胸椎の状態が改善することで、胃痛がやわらぐこともあるのです。ですから、内臓の不調であっても、背骨を健康な状態にすることがとても有効というわけなのです。

反対に、内臓の不調を改善することで、胸椎周辺の痛みが緩和することもあります。「痛みの理由が特に思い当たらない」という場合は、このパターンかもしれません。このような内臓と皮膚、筋肉などの関係は、すべて背骨を通じて自律神経反射※というもので行われています。背骨と内臓をよい状態に保つには、不調と関連する筋肉やツボのマッサージが効果的です。詳しくは4章で紹介していきます。

※　自律神経は内臓と背骨をつないでいる。脳や脊髄とも関係しており、内臓の状態が皮膚や筋肉の痛みや緊張として現れる。この反応を「内臓体性反射」という。反対に、体性神経から脳や脊髄を介して内臓に反応が現れることを「体性内臓反射」という。皮膚や筋肉を押したり、さすったりすることで内臓に反応が現れるというもので、鍼灸やマッサージなどの効果を裏付ける一つの理論。

背骨と内臓の関わり

背骨の中の脊髄は、自律神経の交感神経と副交感神経とつながっている。そのうち、胸椎と腰椎の一部から出入りするのが交感神経。一方、頭と仙骨からのみ出入りするのが副交感神経。交感神経と副交感神経は、それぞれが拮抗するはたらきをもち、内臓を自律的にコントロールしている。

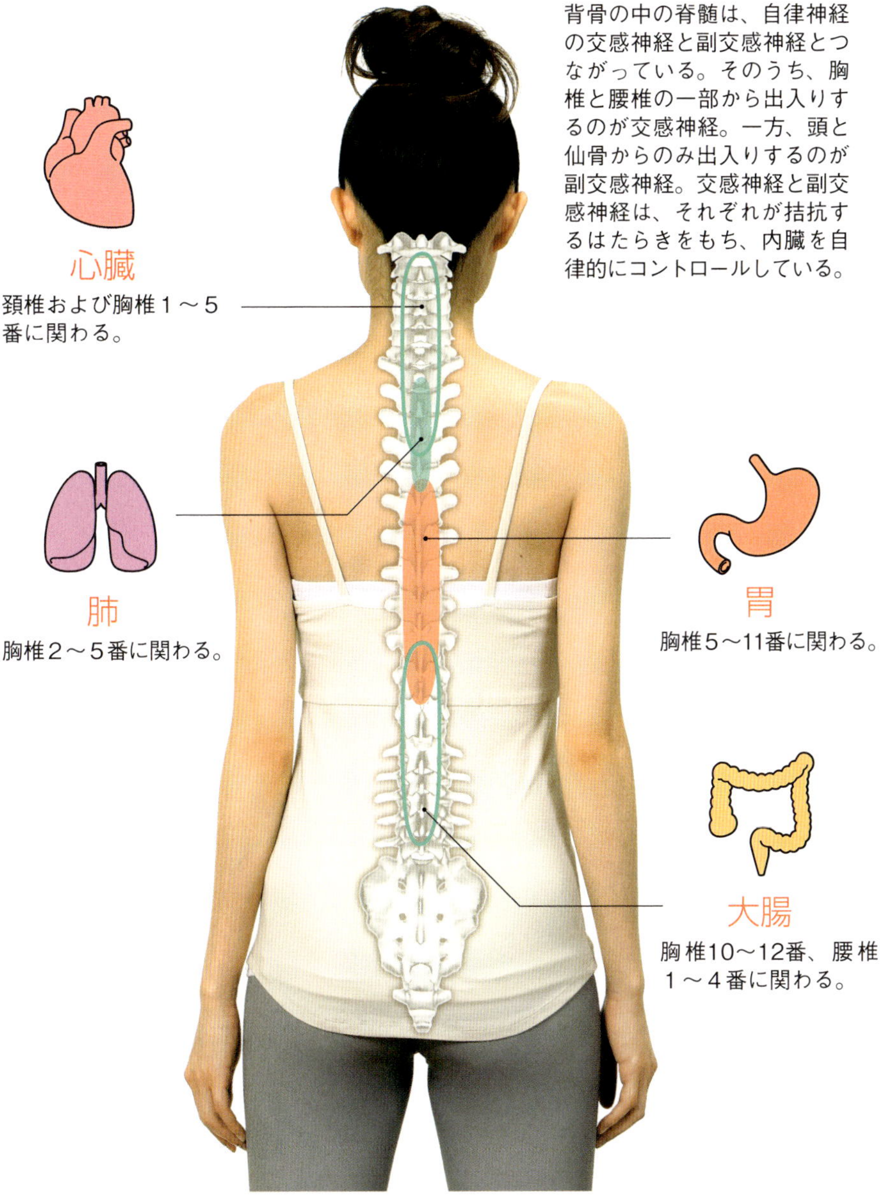
心臓
頚椎および胸椎１～５番に関わる。
肺
胸椎２～５番に関わる。
胃
胸椎５～11番に関わる。
大腸
胸椎10～12番、腰椎１～４番に関わる。

しくみ 11

呼吸と背骨の深い関係

背骨の健康と切っても切れない呼吸の偉大さ

　呼吸は健康を維持する上でとても大事なものです。しかし、現代人はストレスで呼吸が浅い状態。呼吸が浅いと自律神経が乱れ、常に緊張した状態に。体内の循環も悪くなるためむくみにもつながり、心身ともに不調になるのです。

　呼吸に使われる筋肉の横隔膜《おうかくまく》や肋間筋《ろっかんきん》、斜角《しゃかく》筋《きん》、大胸筋《だいきょうきん》などは、主に肋骨《ろっこつ》に付着しています。また、横隔膜は背骨にも付着しているため、呼吸に合わせて背骨と肋骨も動いていることになります。つまり、深い呼吸をするだけで、背骨自体のエクササイズになっているのです。

　反対にいえば、背骨や肋骨の動きが悪い状態では効率のいい呼吸はできません。ですから、エクササイズやマッサージで、胸まわりが動ける状態にすることが大切。ここが自由に動けば、自然と呼吸も深くなるのです。

　ちなみに、人間は有酸素運動をしているときや、急に体を動かすときは、呼吸を優先するように体ができています。※そのため普段から呼吸が浅いとちょっとしたことで呼吸が乱れ、体がついていかず、ケガにつながることもあります。背骨のエクササイズを行うときも呼吸に意識を向けることで、より安全にできます。

※　ヨガではポーズを取りながら呼吸に意識を向けるので、ちょっとしたことで呼吸や心が乱れなくなる。また、不用意なケガをしにくくなる。

呼吸と体の関係

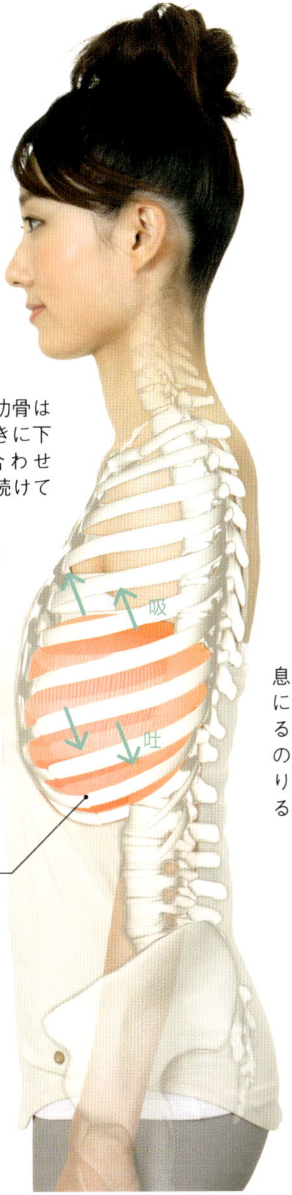

息を吸うときに肋骨は上がり、吐くときに下がる。呼吸に合わせて、この動きを続けている。

横隔膜は息を吸うときに下がり（図A)、吐くときに上がる（図B)。その動きによって、内臓をマッサージすることができる。だが、呼吸が浅くなると横隔膜の動きが悪くなり、内臓もマッサージできなくなってしまう。つまり、内臓のはたらきも落ちる。

息を吸うと胸骨が前に、背骨が後ろに伸びる（伸展する）。肋骨の上部は前後に広がり、下部は横に広がる。吐くと元に戻る。

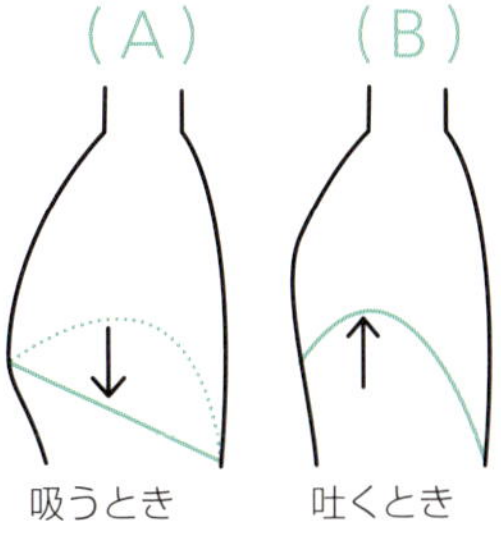

COLUMN

無重力空間では背が伸びる？
背骨と重力の関係

重力は、常に地球と物体との間ではたらいていながら、普段ほとんど意識することがない力です。しかし、1章で説明したとおり、背骨は重力の影響を大きく受けています。

では、重力がなかった場合、背骨はどうなるのでしょう？ 宇宙では限りなく無重力に近い状態です。たとえば宇宙飛行士が宇宙にいる間は重力の影響を受けないので、地球に戻ってくると、背骨がいつもより伸びていることもあるといいます。宇宙飛行士の向井千秋さんは、宇宙からの帰還後に身長を測ったところ身長が3～4㎝伸びていたそうです。

これは、朝起きると夜に比べて身長が少し伸びているのと同じ現象（11ページ参照）で、重力の負荷がかからない状態が続いたことで椎間板が厚みを増したためです。

その一方で、重力の影響を受けないと筋力や骨密度は著しく低下し、老化が進行することもわかっています。回復するには相当な時間がかかるといいますから、重力という負荷はよくも悪くも、人間にとってなくてはならないものなのでしょう。

加齢による筋力の低下や、運動不足、不良姿勢が続くと、重力は人間にとってたちまち厳しいストレスとなります。しかし、普段から体を動かし、自分の体にあった日常生活を送っていれば、重力は私たちの背骨や体を強く、健康にしてくれるのです。重力という刺激をよいストレスとして受け入れ、うまく付き合っていきましょう。

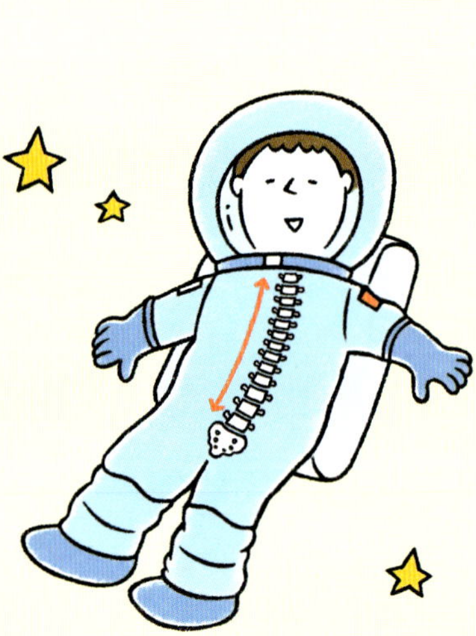

2章

背骨を若返らせる

背骨リセット

この章では、誰でも簡単に背骨を整え、
若返らせることができる
「背骨リセット」を紹介します。
固まりやすい肩甲骨や胸椎にフォーカスした
４つのエクササイズで、
猫背や肩こりを改善していきましょう。
また、「背骨リセット」や運動の前に行うと
効果的な「ウォーミングアップ」も取り上げます。
生活の中で実践するうちに、
背骨の力もみるみる高まるはずです。

痛みと不調を根本から改善する「背骨リセット」

キーワードは〝肩甲骨〟と〝胸椎〟

それでは、いよいよ背骨の老化を防ぎ、整える実践に入っていきます。ここで紹介する「背骨リセット」というエクササイズは、毎日行うと確実に効果が実感できるでしょう。背骨リセットは肩甲骨をほぐす3つの動きと、壁にもたれかかり、胸椎の柔軟性を高める「ウォール・ツイスト」の4つで構成されています。

肩甲骨は骨とつながっているのは鎖骨だけで、多くの筋肉に引っ張られながら肋骨の上に浮かぶ不安定な骨です。その筋肉は背骨や肋骨、上腕骨、骨盤とつながっており、肩甲骨が動きづらくなると肩こりや頭痛などの症状を引き起こします。

そして、胸椎は悪い姿勢やストレスで本来の柔軟性を失いやすい部位です。胸椎がこり固まると、肩こりはもちろん、腰痛や胃腸のトラブルなど、さまざまな不調が起こります。

「背骨リセット」で肩甲骨をほぐし、胸の柔軟性を高めると、動きづらかった胸椎の代わりにオーバーワークになっていた頸椎や腰椎の負担も軽減します。背骨全体の状態を整えることができるので、肩こり※や腰痛はもちろん、胃腸をはじめとした内臓のトラブル、メンタルの不調なども改善することができるのです。

※ 特に「ウォール・ツイスト」の効果が大きいのは肩こりです。ウォール・ツイストを1日1回行うことで、根本から改善できるでしょう。

背骨リセットのポイント

肩甲骨をほぐす

背骨リセットでは、肩甲骨を6方向に動かすことでほぐします。肩甲骨は持ち上げる（挙上）、下げる（下制）、外側に開く（外転）、内側に寄せる（内転）、肩甲骨の外側が上に向かう（上方回旋）、肩甲骨の外側が下に向かう（下方回旋）、の6つの動きがあります。理想は大きな左右差がなく、安定して自由に動かせること。ただし、無理に動かすと肩やひじを痛めやすいので注意しましょう。

外転

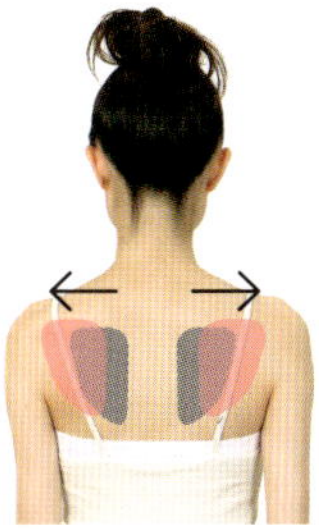

上方回旋

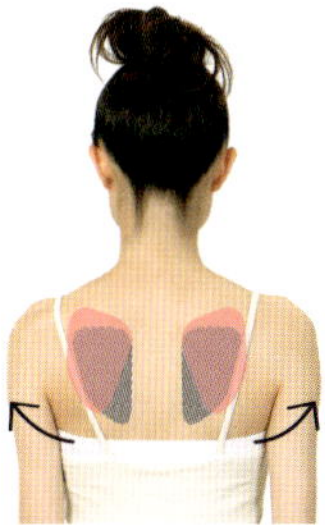

挙上

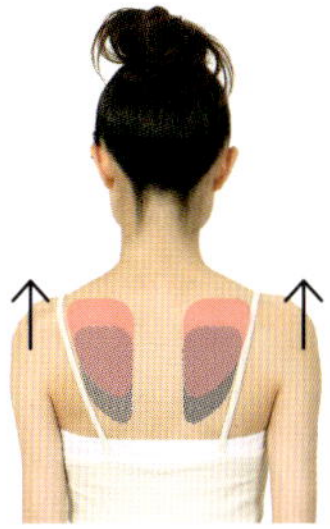

内転

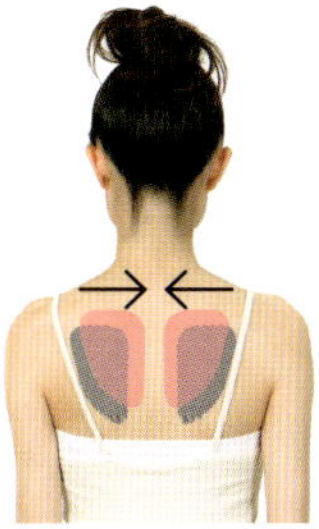

下方回旋

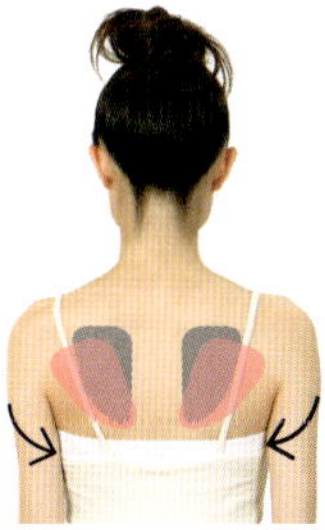

下制

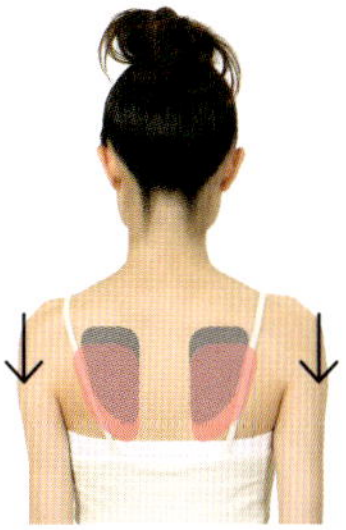

重力を使って胸椎を刺激

「ウォール・ツイスト」（52ページ参照）では、自分の体重を利用して胸椎を無理なく刺激することができます。壁によりかかるだけなので負担も軽く、普段固まりやすい肩甲骨の動きをスムーズにすることもできます。また、肩甲骨と背骨・肋骨につき、肩こりや呼吸にも関わる前鋸筋と、背骨周りの小さな筋肉群のストレッチにも効果的です。左右どちらも行うことで、胸まわり全体のバランスも整うでしょう。習慣にすることで、肩こりや猫背の改善が期待できます。

背骨リセット 1

肩甲骨をほぐす①

「肩甲骨の上方回旋＋挙上」

背骨の可動性と関わりの深い、肩甲骨をさまざまな方向に動かす。こり固まっていた背中の筋肉（背骨に付着した筋肉）をほぐす効果があり、背骨を整えることができる。

1

脚を腰幅よりやや広めに開いて立つ。

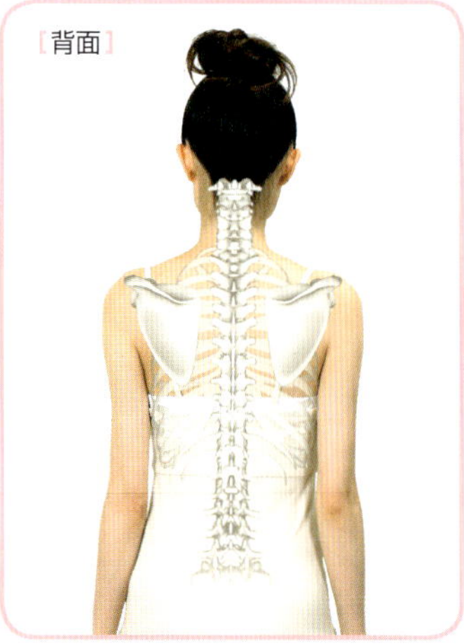

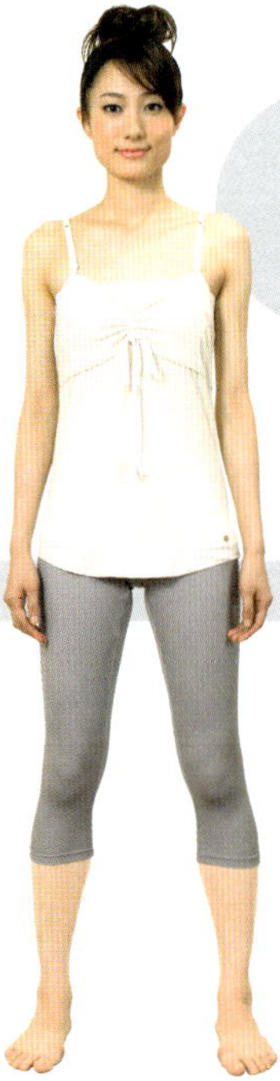

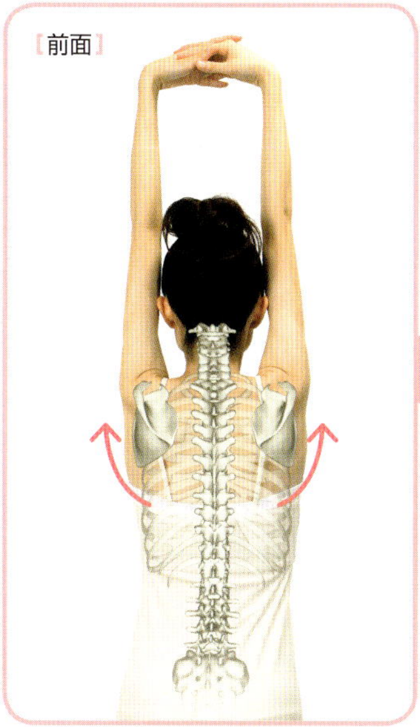

このとき肩甲骨は左右に開き、挙上しながら上方に回旋している状態。

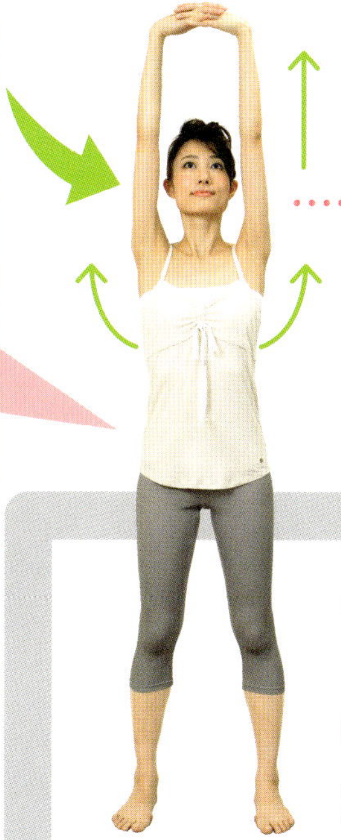

POINT
胸が開かれ、自然と目線が上を向く。

2

息を吸いながら、両手を天井に向かって突き上げる。

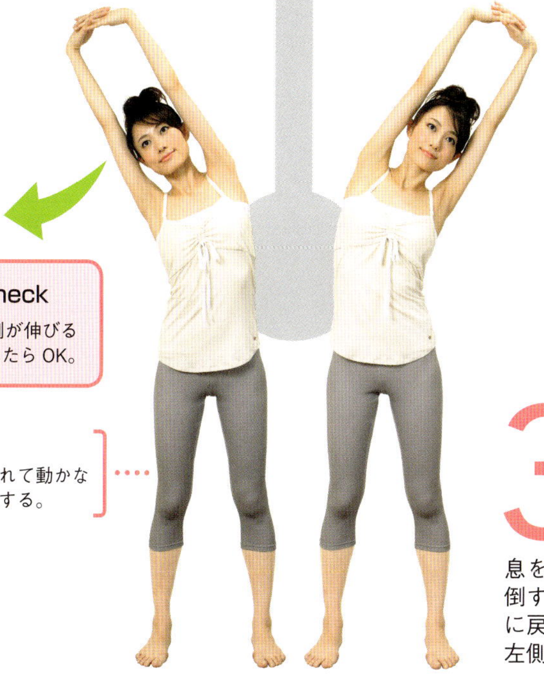

□ 体感Check
肩甲骨の外側が伸びるのを感じられたらOK。

POINT
下半身がつられて動かないように注意する。

3

息を吐きながら、体を右に倒す。息を吸いながら正面に戻り、吐きながら今度は左側に倒す。

背骨リセット 2

肩甲骨をほぐす②

「肩甲骨の外転＋内転」

肩甲骨を前に向かってすべらせるように開くエクササイズ。
意識的に背中を丸めることで、
縮こまりやすい胸椎の可動性も高められる。

1 両手を胸の前で組む。

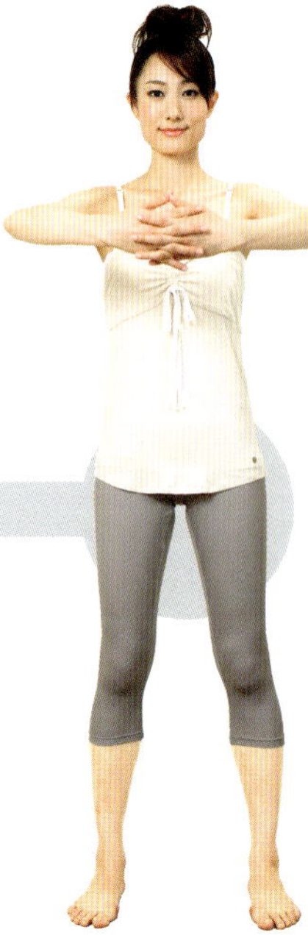

2 息を吐きながら、胸を後ろに押し出して背中を丸める。このとき、肩甲骨を前にすべらせる。

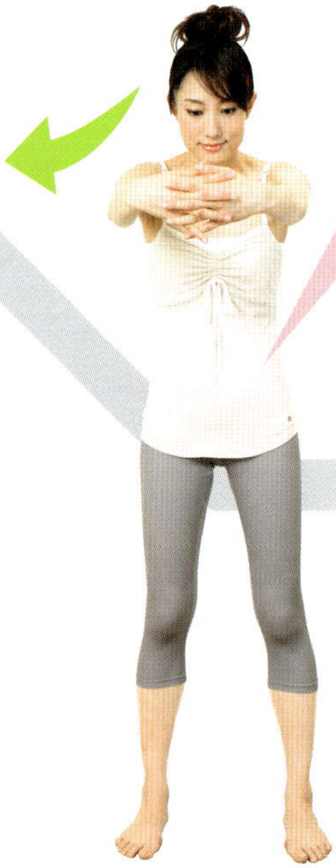

POINT
肋骨を後ろへ突き出す意識で。視線はみぞおちへ向けると、首から背中がよりストレッチされる。

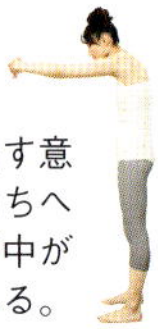

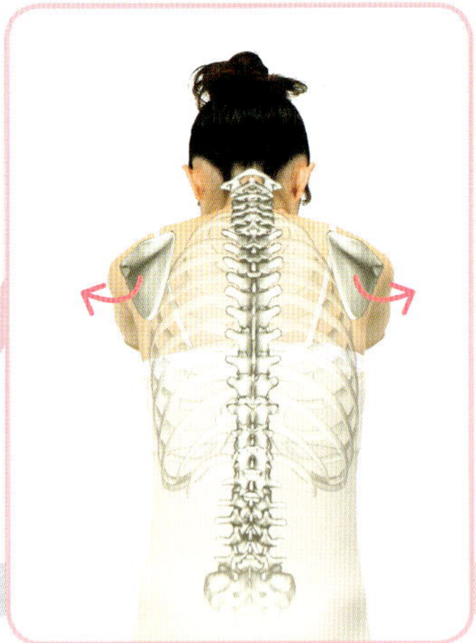

肩甲骨は外側に向かって開いた状態。

3

息を吸って、体を起こす。

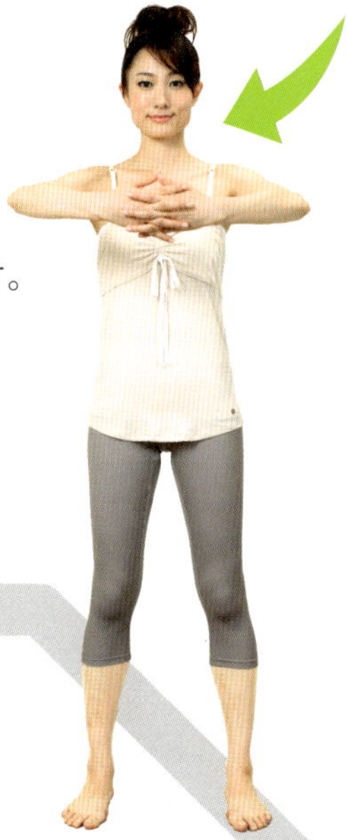

4

息を吐きながら右ひじを後ろに引き、上半身も合わせて右側に回旋する。息を吸って正面に戻り、吐きながら今度は左側に回旋する。

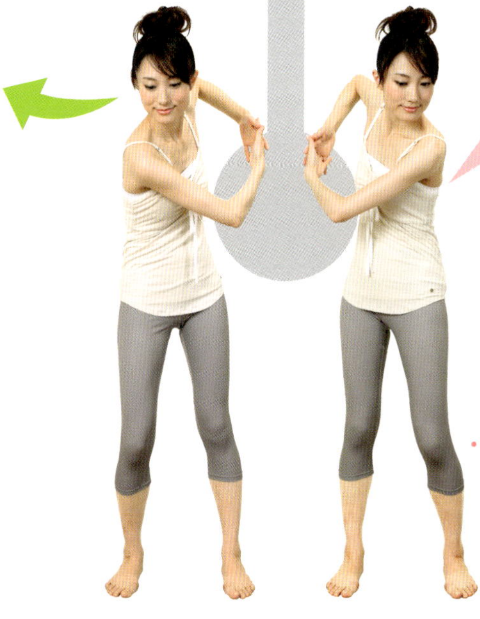

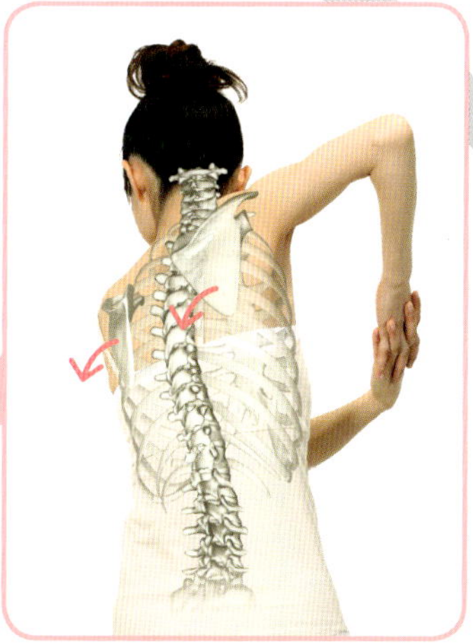

一見、背骨は動いてなさそうだが、実は左に向かって側屈している。左の肩甲骨は外転、右は内転している。

POINT
反対側のひざを曲げると、楽に体がねじれる。

背骨リセット 3

肩甲骨をほぐす③

「肩甲骨の内転＋下制」

肩甲骨を内側に寄せることで、丸まっていた背骨が伸展する。
呼吸と肩甲骨、肋骨を連動させることで
縮こまっていた胸が気持ちよく開く。

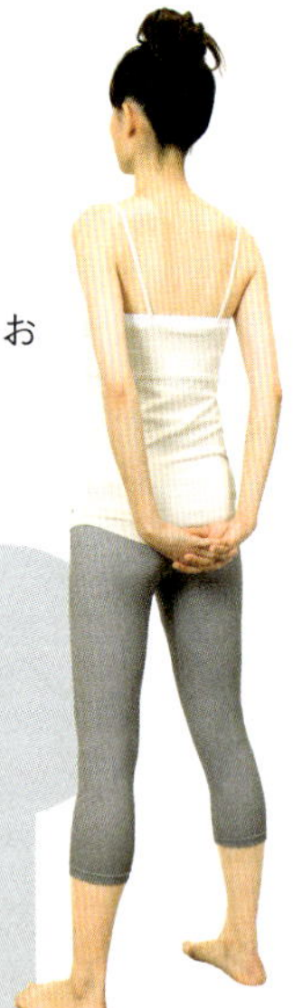

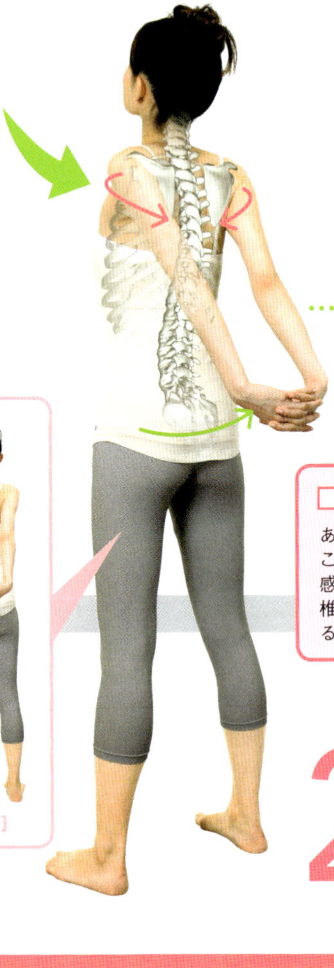

1

脚を腰幅に開いて立ち、おしりの後ろで手を組む。

腰（腰椎）はなるべく動かさず、胸（胸椎）から反る意識で。このとき、肩甲骨は内転して（内に寄って）いる。

□ 体感Check

あごを引いて上を向くことで、胸が開かれる感じがある。これは頚椎と同時に胸椎も伸びるため。

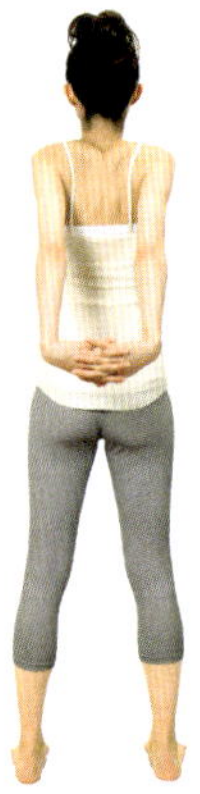

［背面］

2

息を吸いながら肩甲骨を内側に寄せ、両手を上げられるところまで引き上げる。手を上げることよりも、肩甲骨を寄せ合うことを意識する。

3

息を吐きながら手を下ろし、正面に戻る。

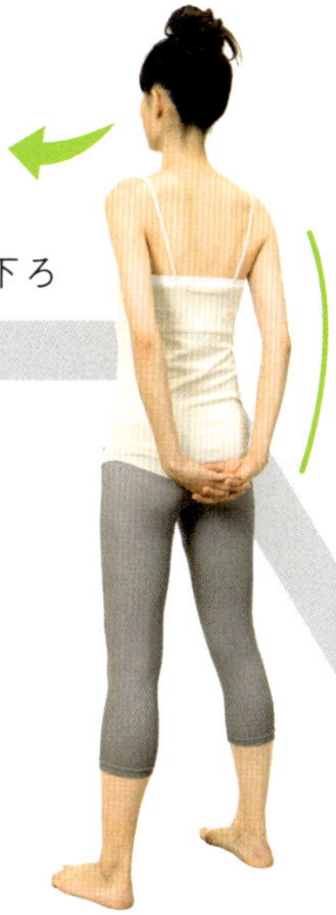

4

息を吸い、吐きながら肩甲骨を下ろせるところまで引き下ろす。

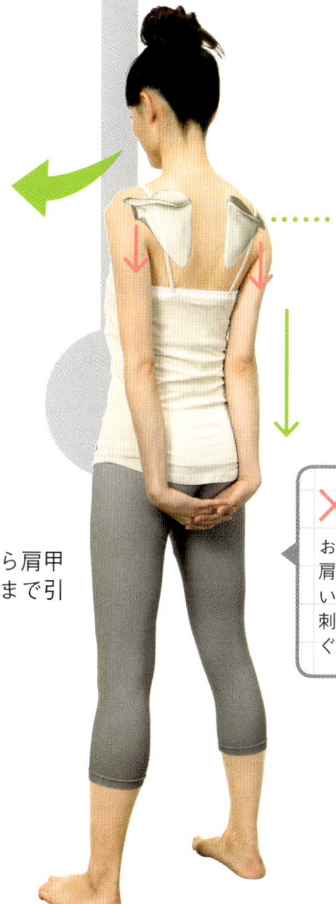

頚椎や肩甲骨につながる筋肉と同時に、鎖骨や肋骨の動きも感じられる。このとき肩甲骨は下制して（下に向かって）いる。

×NG

お腹が前に出てしまうと、肩甲骨がうまく動かせない。尾骨を床に対して突き刺すように、骨盤をまっすぐ立てておこう。

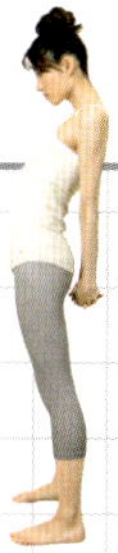

背骨リセット 4

背骨をねじる「ウォール・ツイスト」

胸椎を動かすことに焦点をあてたストレッチ。
背骨の柔軟性、可動性が高まり、肩こりや腰痛にも効果がある。
これを続けるだけでも背骨の老化を防ぐことができる。

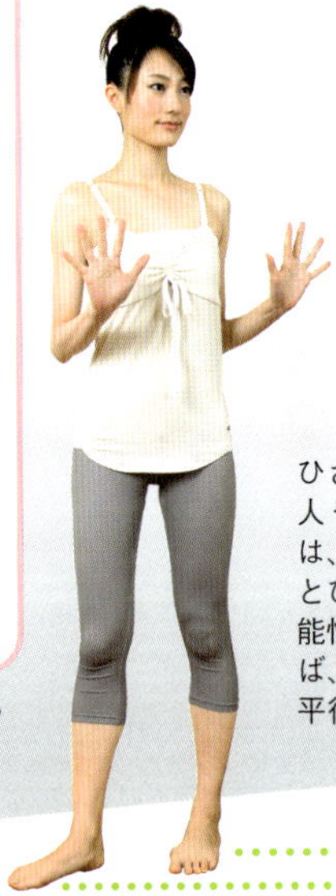

ひざに痛みがある人や体が硬い人は、無理して行うとひざを傷める可能性も。つらければ、両足とも壁と平行にする。

1

壁から20～30cm離れて立ち、両脚を腰幅に開く。右脚は壁と平行にし、左脚は45度内側に向け、両手は胸の前で広げる。

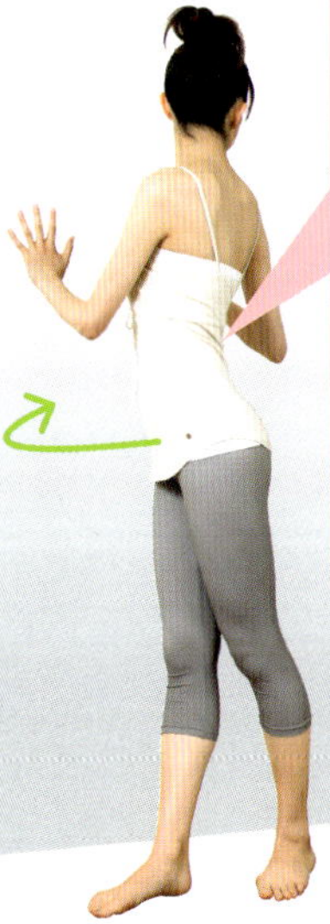

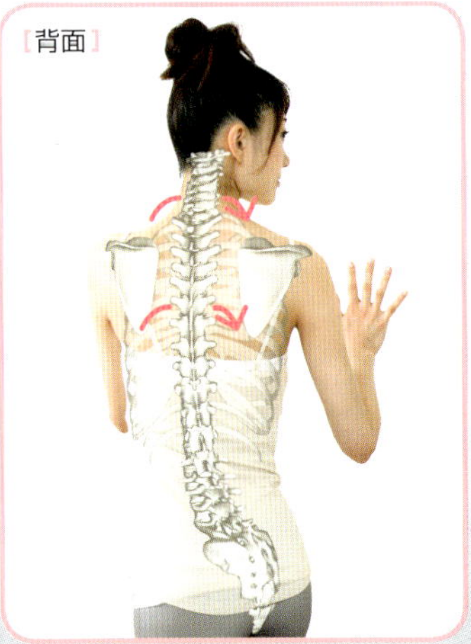

頸椎、胸椎が同じ方向に回旋している状態。

POINT
下半身はできるだけ固定したまま、主に股関節と胸椎を使って回旋する。

2

上体を壁に向かって右側にねじり、両手を壁につく。顔は体に合わせて右にねじる。

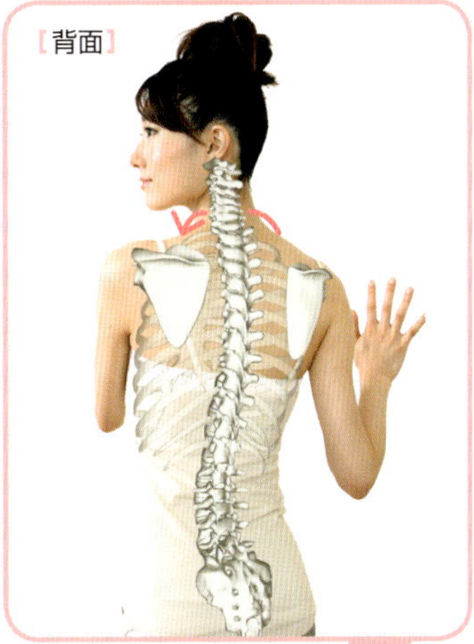

胸椎の中～下部の回旋はそのままだが、顔の向きを変えることで頚椎と胸椎上部は逆に向かって回旋した状態。

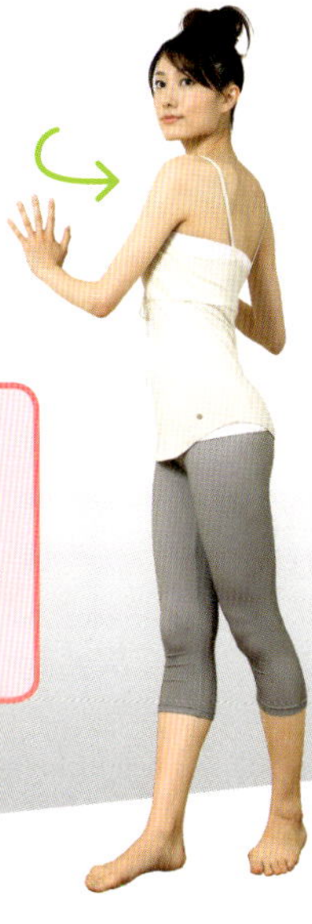

3

顔を左側に向ける。

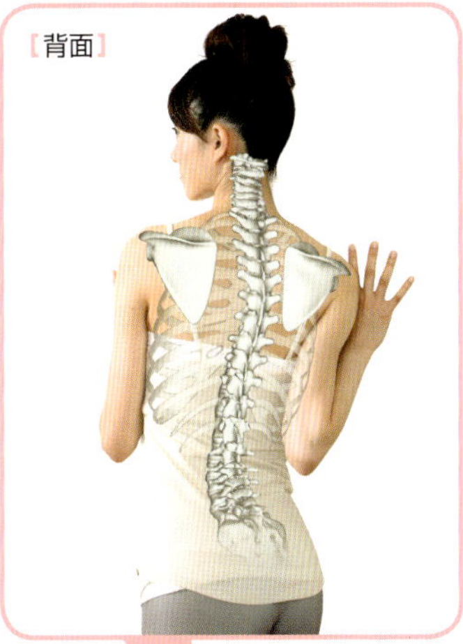

頚椎と胸椎は十分に回旋されていて、背中の深層にある回旋筋を刺激している。実は背骨は左に側屈していて、脇の筋肉が伸ばされている。なおかつ体重を利用して前鋸筋をほぐすこともできる。

3～5呼吸

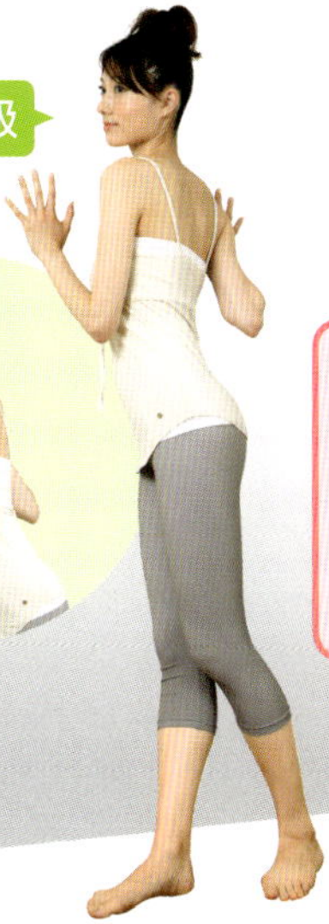

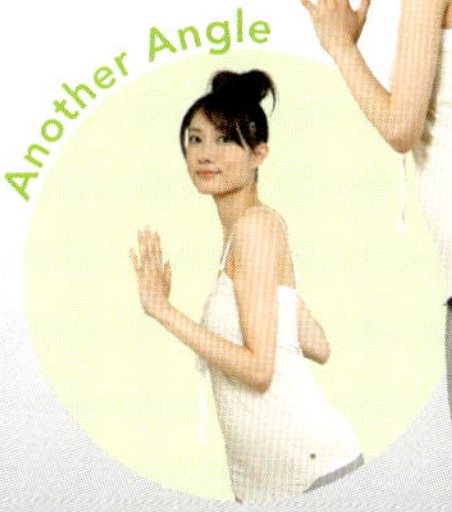

□ 体感Check

肩甲骨が内側に寄るのを感じて、ゆっくりと呼吸を繰り返す（気持ちよければ10呼吸くらいでもOK）。

4

壁に耳をつけるようにして、上体を壁に近づける。左右で２回ずつ行う。

ウォール・ツイスト
が背骨に効く４つのポイント

壁に寄りかかるだけで背骨をリセットできる
ウォール・ツイストの効果を改めて解説します。
本書がおすすめするもっとも効率的で、効果的な背骨リセット法です。
１日１回続けることで、体質が変わっていきます。

1 肩こりを根本から改善

2 本来の背骨の動きを取り戻せる

3 日常の動作が楽になる！

4 メンタルにも効果あり

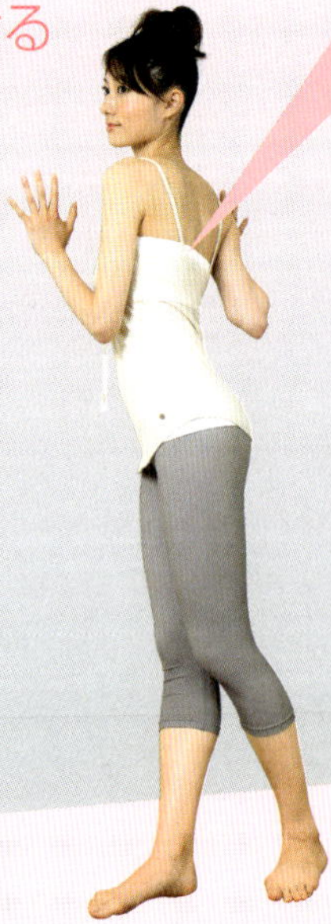

肩甲骨についている前鋸筋と、胸椎についている回旋筋を効果的にストレッチできる。

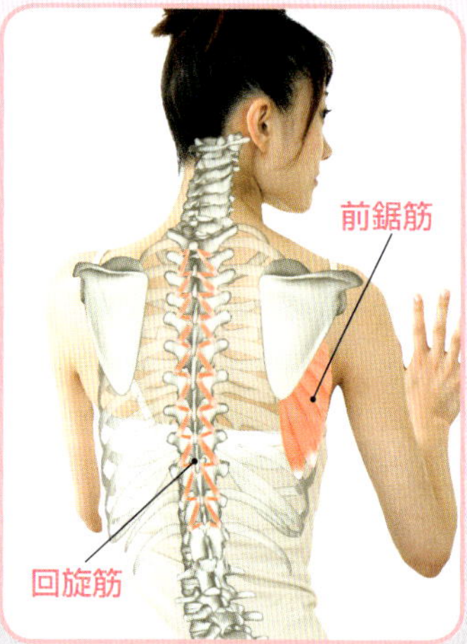

※回旋筋の中でも特に大事な部分を図示している。

さらにねじると効果的！

ねじる側の手と、反対側の足をそれぞれ壁と床に対して軽く押すと、よりねじりを加えることができる（右回りの場合右手と左足）。

※手首やひじ、肩、ひざなどに痛みを感じたら中止してください。もともと手首やひじ、肩、腰などに問題がある場合は決して無理をせず、必要があれば専門家の助言を求めてください。また、椎間板に負担がかかるので、勢いをつけてねじるのはよくありません。腰を丸めて無理にねじるのもよくありません。

1 肩こりを根本から改善

壁にもたれかかった側の体側を全体的にストレッチできる。また、肩甲骨を下に回旋させながら内側に寄せるので、前鋸筋のストレッチに効果的。前鋸筋は肩甲骨と肋骨をつなぐ筋肉で、肩こりとも関わりが深い。しつこい肩こりがある人でも、続けることで楽になる。

2 本来の背骨の動きを取り戻せる

体を無理なく左右対照にねじることで、背骨の周囲の深部にある回旋筋（34ページ参照）などを刺激し、背骨を正しい位置に誘導できる（背骨リセット）。背骨が健康になると、肩こり、腰痛が根本から改善されるだけでなく、胃腸のはたらきをよくするなどの効果がある。

3 日常の動作が楽になる！

ねじる動作によって、背骨をリセットすると、背骨全体の可動域が広がる。これにより体を曲げる（前屈）、反らす（後屈）も楽に行えるので、日常の動作もしやすくなる。

4 メンタルにも効果あり

肩甲骨の間を刺激できるのも特徴。ここは心理的なストレスなどで硬直しやすいところ。そうなると呼吸が浅くなり、自律神経のはたらきも落ちる。肩甲骨の間をほぐすと呼吸がラクになり、胸も開くので胃腸のはたらきもアップする。自律神経や心理面にもよい効果がある。

立って行うのがツラい人は…イスを使った「ウォール・ツイスト」

ふらつく心配がないので、誰でも安全に行える。
立って行うとひざが痛い人にもおすすめ。
座面が回転するオフィスチェアでも可能。

＼さらにカンタン！／

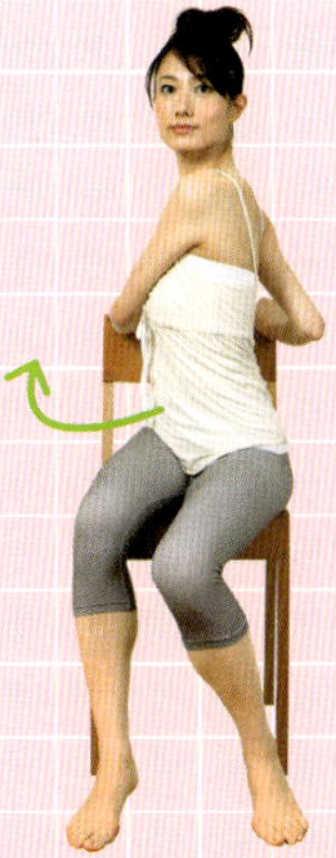

脚をやや広めに開き、イスに座る。体をねじって背もたれをつかみ、顔だけを正面に戻して３～５回呼吸する。反対側も同様に行う。

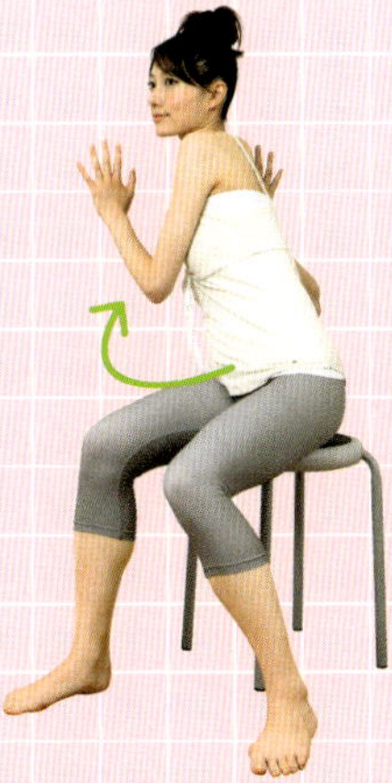

体を壁と平行に向けてイスに座り、体をねじって両手を壁につく。顔を左側に向け、壁によりかかって３～５回呼吸する。反対側も同様に行う。

「背骨リセット」の前に ウォーミングアップ

背骨リセットの前に、できれば行いたいのがここで紹介するウォーミングアップ。あらかじめ全身をほぐしておくことで、背骨リセットの効果を高めることができます。

ケガを防ぎ、背骨リセットの効果もアップ

背骨リセットの前に、余裕があれば行いたいウォーミングアップ。特に、日頃体を動かしていない人は、いきなり体を動かすと筋肉や関節を痛める可能性もあるため、体の声を聞きながら行うとよいでしょう。全身を動かすと代謝も上がりますし、背骨の動きを意識しやすくなるので、背骨リセットの効果もアップします。

ウォーミングアップを行うときは、背骨を一本の棒ではなく椎骨の一つひとつがつながって動くイメージを持ちましょう。こうするだけでも神経と筋肉のつながりが高まり、正しい関節の位置に整いやすくなります。さらに、背骨を中心に全身の血流やリンパの流れもよくなります。さらに余裕がある場合は、「ステップアップ」を行ってみましょう。体幹や下半身を強化したり、柔軟性を上げる要素も含まれているので、背骨の安定性を高める効果もあります。

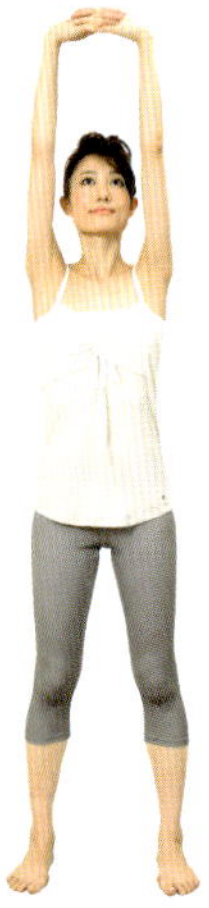

両手を組んで伸びをすれば、体もスッキリ。背骨リセットは朝一番にやるのもよい。

ウォーミングアップ1

寝て背骨をねじる
スパイナル・ツイスト

“スパイナル”とは、“背骨”の意味。
背骨に付着する筋肉群をほぐすことで背骨のこわばりが取れ、
全身のストレッチにもなる。朝起きてそのまま行うのもよい。

効果 ▸ 胃腸のマッサージ | 背中〜おしりのストレッチ | 呼吸を楽にする

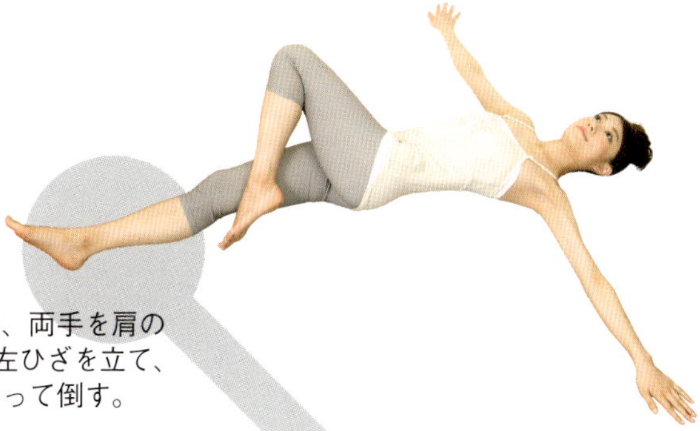

1

仰向けになり、両手を肩の高さで開く。左ひざを立て、右脚側に向かって倒す。

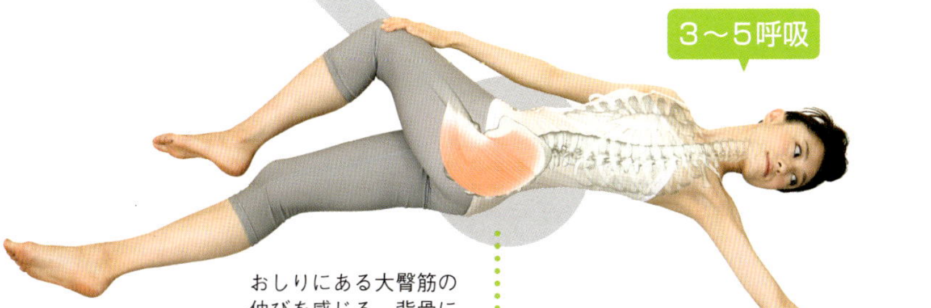

おしりにある大臀筋の伸びを感じる。背骨に沿って走る脊柱起立筋も気持ちよく伸びる。

2

右手で左脚を押さえながら、体のねじりを深める。顔は左側に向ける。反対側も同様に行う。左右を比べて、やりづらいほうを長めにキープする。

POINT
左肩は床につけておく。

ウォーミングアップ2

背骨の可動性を高める

背骨丸め＆反らし

背骨と骨盤を連動させるエクササイズ。
積み重なった背骨の一つひとつにスペースを作るように
呼吸に合わせてしなやかに動かす。

効果 ▸ 腰痛の予防 | 背中・骨盤周りをほぐす | 腸のはたらきを改善

1

両手、両ひざをつく。手は肩幅、脚は腰幅程度に開く。

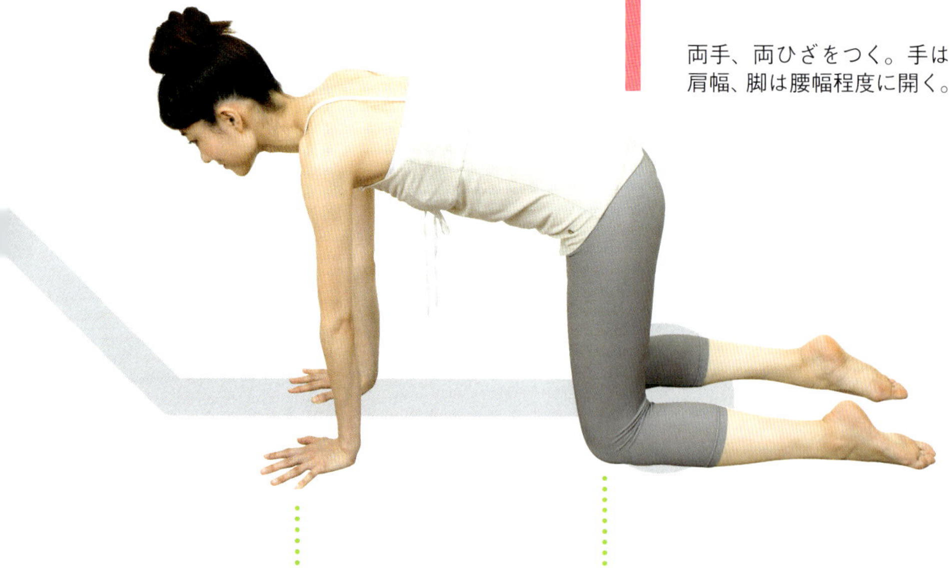

両手は肩の下につく。できるだけ指を開き、特に小指側を押すようにすると肩甲骨に力が伝わりやすい。

ひざは股関節の下につく。

2

息を吸いながら、おしりを天井のほうに突き出すようにして背骨を反らす。顔も自然と上へ向ける。

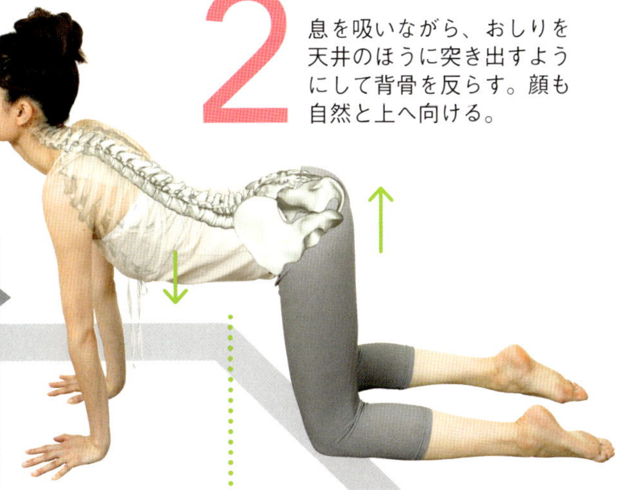

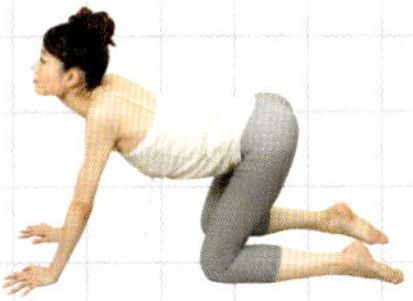

✕NG

体重がおしり側にかかってしまうと、胸が思うように開かない。

普段は縮こまりやすい胸椎が大きく伸びる。毎日続けると可動性アップ。

□ 体感Check

背骨の一つひとつ（椎骨）にスペースができるような感じで反らす。

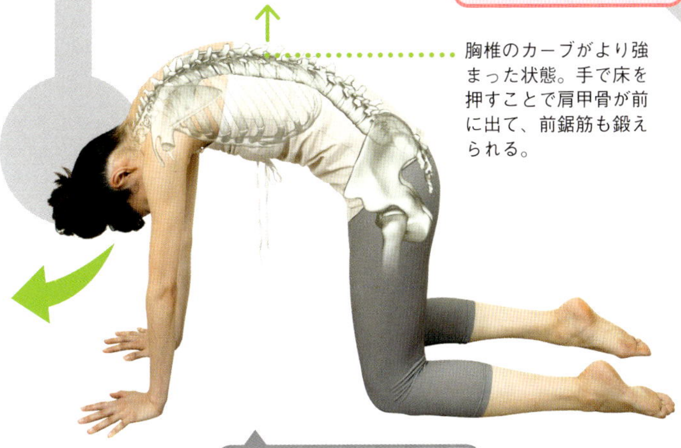

胸椎のカーブがより強まった状態。手で床を押すことで肩甲骨が前に出て、前鋸筋も鍛えられる。

3

息を吐きながら、尾骨を脚の間にたくし入れ、胸椎を天井に向かって引き上げるようにして背中を丸める。視線は、みぞおちのほうへ。②③を３回繰り返す。

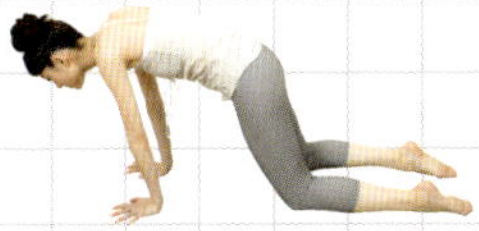

✕NG

体重が前に流れると、背中がまったく丸まらない。

ステップアップ１

体幹（お腹と背中）強化

腕＆脚伸ばし

腕と脚を同時に伸ばすことで、お腹と背中の筋肉を鍛える。
体幹が鍛えられると、背骨も安定しやすくなる。
お腹と背中の奥の筋肉を意識して行う。

効果 ▸ 腰痛予防｜バランス感覚アップ｜左右差の解消

1

両手を肩幅、両脚を腰幅に開く。

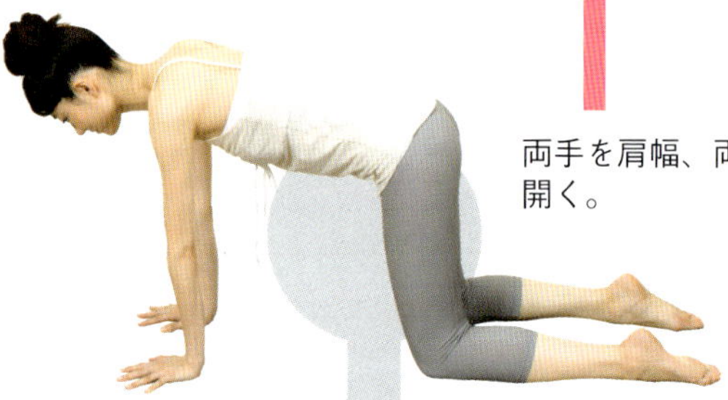

2

右の足先を床にはわせながら、後ろへ引いていく。

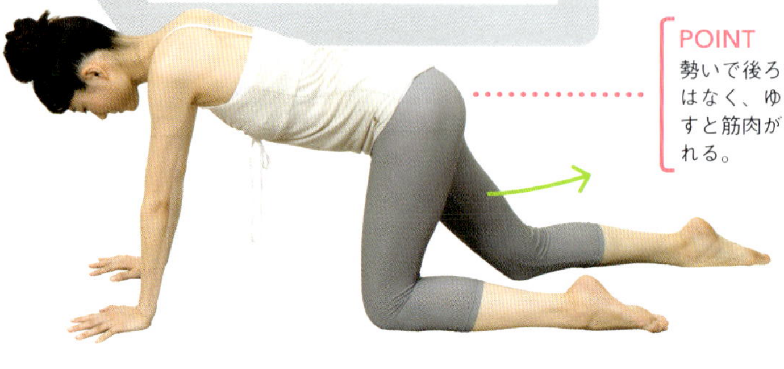

POINT
勢いで後ろへ伸ばすのではなく、ゆっくり蹴り出すと筋肉がしっかり使われる。

3

右脚を床と平行に保ち、腰の高さまで上げる。

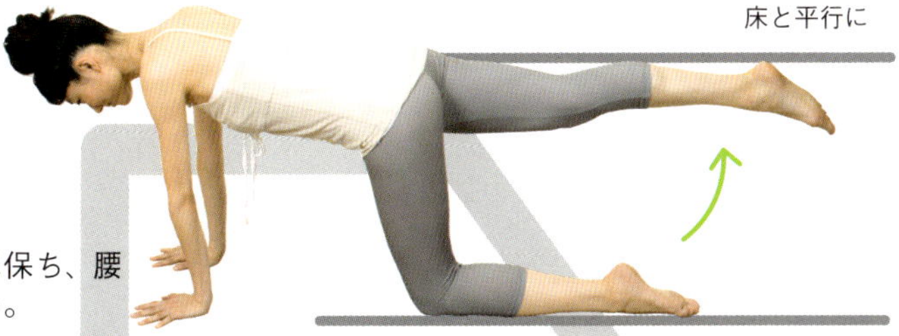

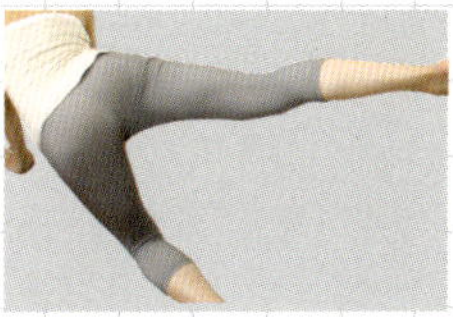

✕NG

脚はまっすぐ伸ばす。骨盤が上がってしまうと、脚が外側に流れやすいので注意。

4

右脚が安定したら左腕を前方に伸ばし、床と平行にしてキープする。ポーズに入るときと同様に、ゆっくりとポーズから戻る。反対側も同様に行う。

背中を一本の棒のように固めるのではなく、自然なＳ字カーブを保つのがポイント。

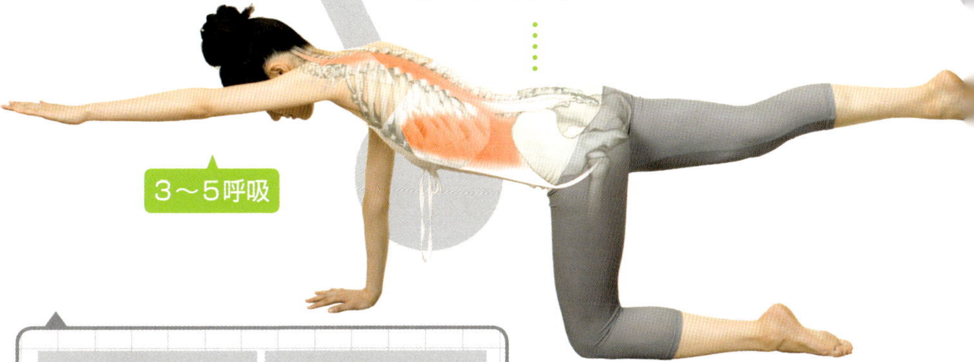

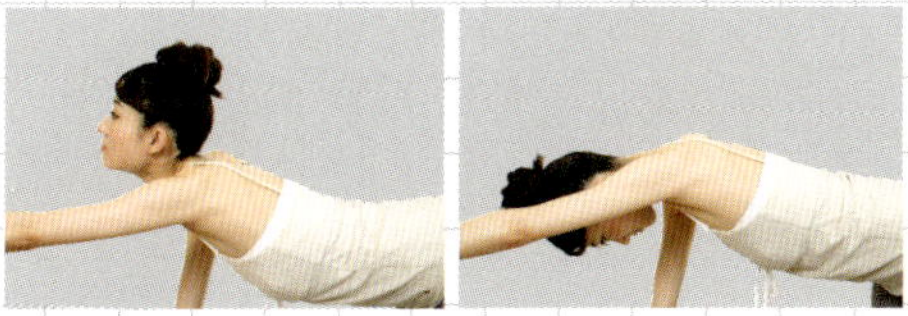

✕NG

ポーズがつらいと、あごが上がったり、頭が下がったりしがち。首は体に合わせてまっすぐにしておく。

□ 体感Check

手脚に引っ張られることで、体が長く伸びるイメージ。お腹（腹横筋、腹斜筋）や背中の奥の筋肉（脊柱起立筋）を意識してバランスを取る。

ステップアップ2

体側のストレッチ
三角のポーズ

普段の生活では動かすことが少ない体の側面を伸ばすことで、
腰と背中がストレッチされる。
ヨガでは「トリコナーサナ」と呼ばれ、よく行われる。

効果 ▸ 腰痛 | ひざの痛み | 脚のつけ根の痛み

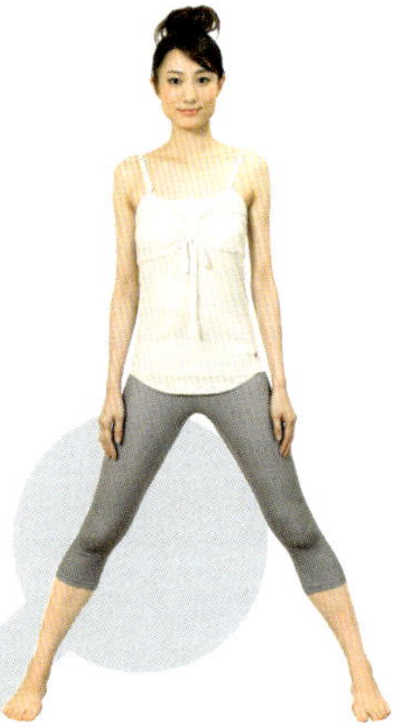

1

両脚を広めに開いて立つ。

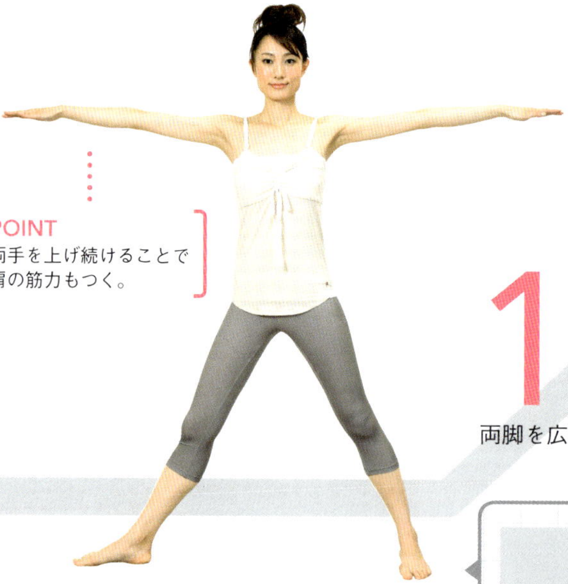

POINT
両手を上げ続けることで
肩の筋力もつく。

2

両手を肩の高さまで上げ、
右脚を真横に向ける。

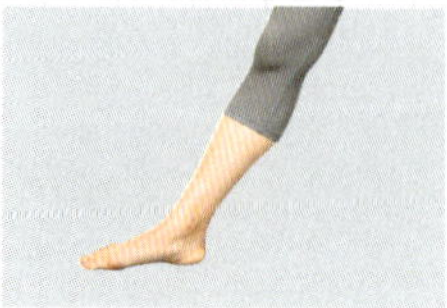

✕NG

右ひざが内側に入るのはNG。足先と同じ方向に向ける。

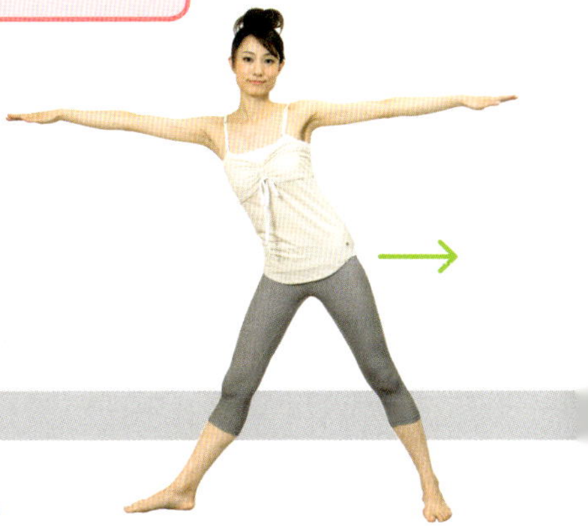

3

骨盤を左に押し出し、右手を右から引っ張られるようにして上体を倒していく。

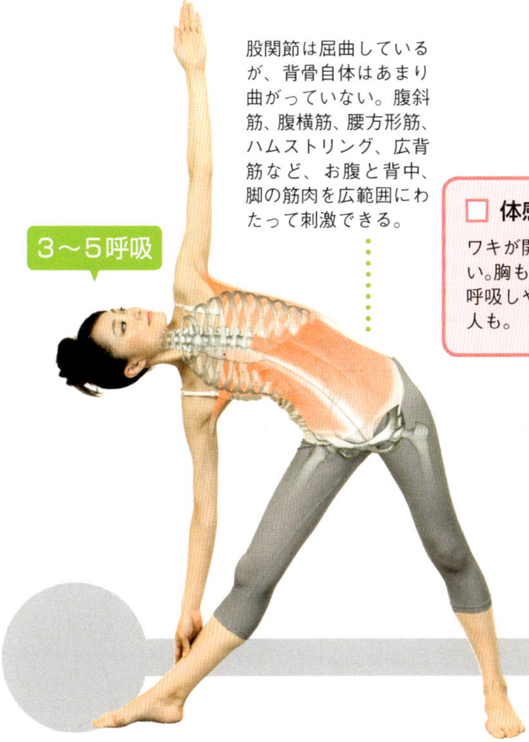

3～5呼吸

股関節は屈曲しているが、背骨自体はあまり曲がっていない。腹斜筋、腹横筋、腰方形筋、ハムストリング、広背筋など、お腹と背中、脚の筋肉を広範囲にわたって刺激できる。

□ 体感Check

ワキが開いて気持ちいい。胸も開かれるので、呼吸しやすいと感じる人も。

4

右手をすねに下ろし、左手を天井に向かって上げる。首が痛くないなら、軽くあごを引いたまま顔も上へ向ける（めまいがある人は上を向かないこと）。反対側も同様に行う。

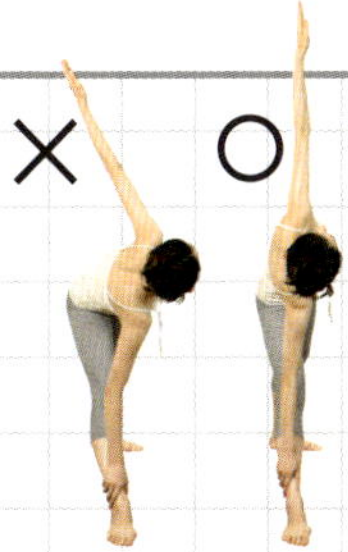

×NG

横から見たとき体のラインがまっすぐになっているのが理想。手が前後に倒れる、骨盤が傾くなどはNG。壁に沿うように行うと体勢を把握しやすく、転倒防止にもなる。

できない人は…

右ひざを曲げ、ひじを太ももに預ける簡易バージョンを。顔を下に向けておけば、首への負担も少ない。このときも、左の骨盤は正面に向くよう起こしておく。

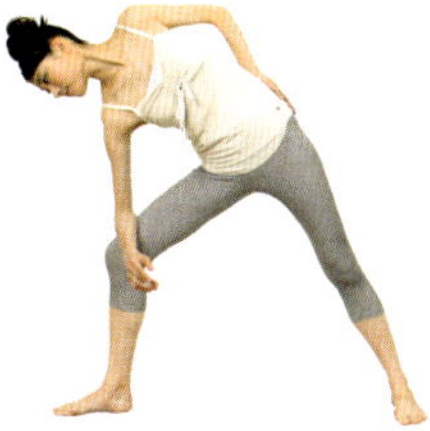

くびを動かしたときに鳴る“ボキッ”という音の正体は？

長時間のデスクワークの合間に「くびがこったなぁ……」と、ついボキッと音を鳴らしてしまうことはありませんか？　この〝ボキッ〟という音の正体は、一体何でしょうか。

　これは、関節の中にある潤滑油のような液体が、関節が動くときの圧力差で気泡を発生させるときの音。この現象を〝クラッキング〟と言ったりします。※カイロプラクティックやオステオパシーでも、体に無理のない範囲で瞬間的に関節の動きを改善するものがあり、このとき同様に〝ボキッ〟という音がすることもあります。

　ちなみに、カイロプラクティックなどの施術で動かしている部位は、自分でボキボキと鳴らしている部位ではなく、その上か下の動きづらい関節です。たとえばそれがくびの真中あたりであったとしたら、実際に関節の問題が起こっているのは頸椎の上の方か、胸椎の上の方ということになります。

　自分でボキッとやるのも、一時的には楽になりますが、脳が快感を覚えても長続きはしません。そのため、またすぐボキッと鳴らしたくなるのです。くびの関節の音を鳴らすことは、昔から「良くない」ともいわれますが、どうしてもつらいときの不意な動きで音が鳴ってしまうことは仕方がないでしょう。ですが、〝音を鳴らすため〟にやるのはＮＧです。

　くびは、脳に栄養を運ぶ血管もあるデリケートなところ。楽になるからと一日に何回も行わないようにしてください。

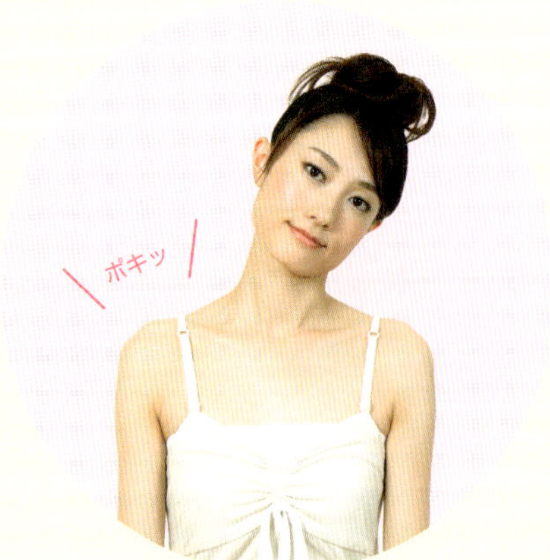

首を鳴らした瞬間は気持ちよくても、またすぐにこってしまう……。そんなときは「背骨リセット」（46ページ参照）で、肩こりを根本から癒やそう。

※　カイロプラクティックやオステオパシーで行われるテクニックをスラストという。スラストは関節の音を鳴らすことを目的としたものではない。

3章

背骨を安定させる ストレッチ＆ 体幹 エクササイズ

実は、背骨の健康と関わりが深いのが
下半身と体幹の筋肉。
これらが硬くなっていると、背骨が引っ張られ、
ゆがみが生じてしまいます。
この章では脚の筋肉を柔軟にするストレッチや、
体の奥の筋肉を活性化させるエクササイズを通じて、
健康な背骨に欠かせない“安定性”を培っていきましょう。
それにより「姿勢がよくなる」「腰痛が改善する」
といったうれしい変化も期待できます。

「下半身と体幹が背骨を安定させる」

背骨を安定させるエクササイズ&ストレッチ

背骨の老化を早める原因には、悪い姿勢やケガなどがあります。いずれも、背骨を安定させる筋肉の疲労や損傷により、背骨が不安定になり、トラブルにつながるのです。つまり、「背骨リセット」で背骨を若返らせても、それを支える下半身や体幹が安定していなければ、結局日常生活の中で背骨の老化は進んでしまうということ。この章で紹介する下半身のストレッチや体幹エクササイズを行って、背骨をさらに健康な状態にしていきましょう。

人間の体を家にたとえると、背骨は大黒柱の役割。下半身や体幹の筋肉は骨組みや壁に相当するので、それらをメンテナンスすることが背骨の健康には欠かせないのです。

特に、背骨の中でもっとも重力の負荷を受ける腰椎は、体幹の筋肉で守る必要があります。体幹を強くすれば腰痛を改善することもできます。また、下半身の筋肉が不安定だと歩いたり、座ったりという日常動作の中で腰やひざを痛めてしまうことがあります。下半身の筋肉が安定すると、日常動作が楽になり、腰痛はもちろん、ひざの痛みや脚のだるさといった症状を改善することもできます。

背骨を支える主要な筋肉

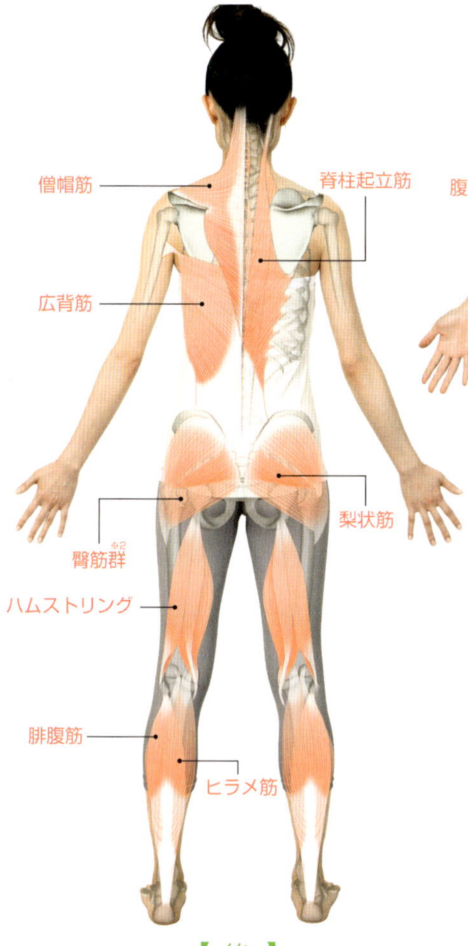

【後】

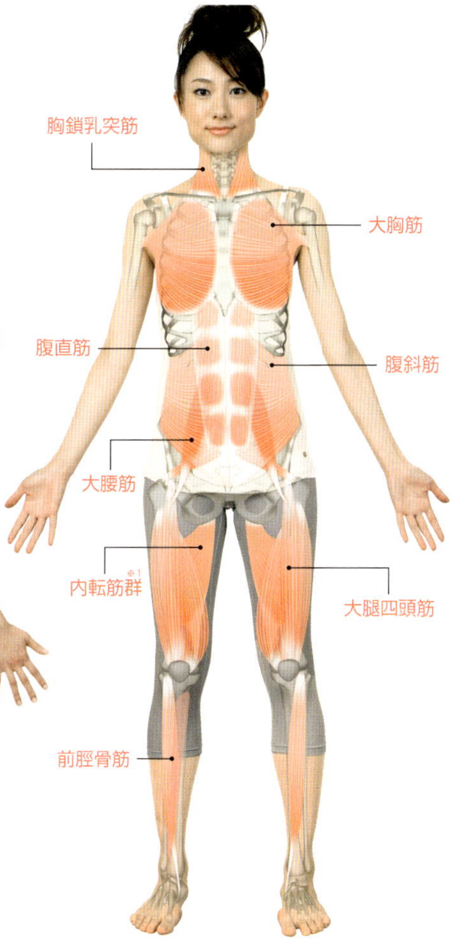

【前】

※1　内転筋群は大内転筋、長内転筋、短内転筋の集まり。
※2　臀筋群は大臀筋、中臀筋、小臀筋の集まり。

ストレッチ

1

股関節と太ももを伸ばす

股関節や太ももの筋肉が硬く、短くなると、骨盤が前傾し、反腰になってしまう。これらの筋肉をほぐすことで、歩き方や立ち方など、姿勢がよくなり、腰痛も軽減される。

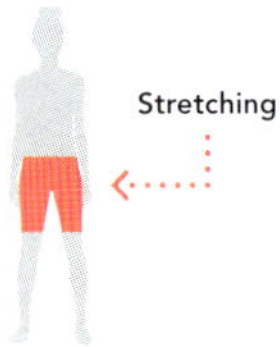
Stretching

片脚つかみ

大腿四頭筋(太ももの前側)が縮まると、骨盤が前傾して反腰の原因に。股関節やひざのねじれにもつながる。

ターゲット筋 ▸ 大腿四頭筋

POINT
丸めたタオルを頭の下に敷き、枕にすると楽。

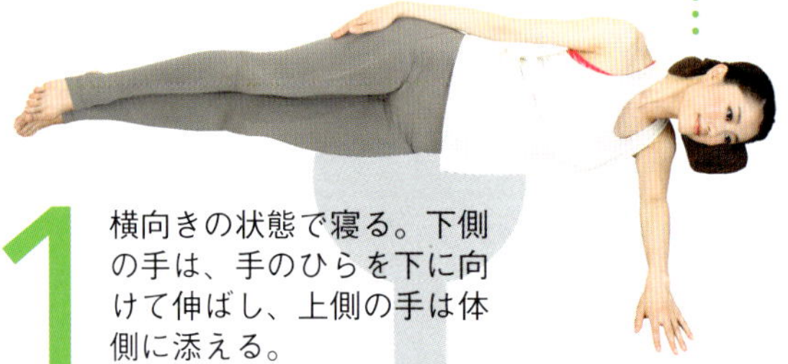

1 横向きの状態で寝る。下側の手は、手のひらを下に向けて伸ばし、上側の手は体側に添える。

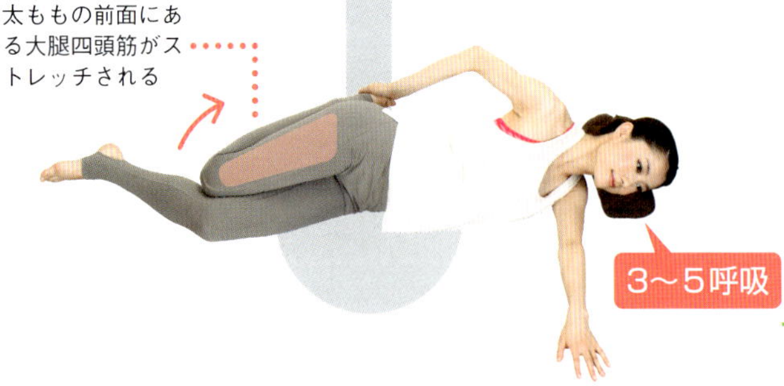
太ももの前面にある大腿四頭筋がストレッチされる
3〜5呼吸

2 右脚を曲げ、甲を右手でつかみ、太ももの前面を伸ばす。下の脚も、ひざをやや曲げる。反対側も同様に行う。

踏み込みストレッチ

背骨の前から股関節に付着する筋肉
(主に大腰筋)をゆるめると、
反腰や股関節のねじれを改善できる。

ターゲット筋 ▸ 腸腰筋(特に大腰筋)

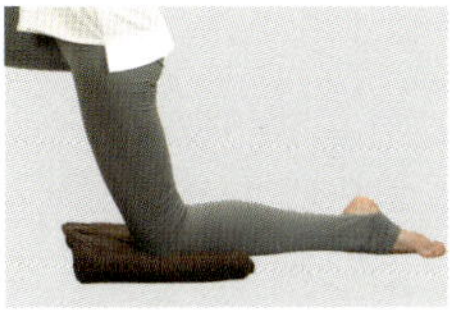

ひざが痛い人は…

ひざをついたときに痛みを感じる人は、大腿四頭筋が硬くなっている可能性大。ひざの下にタオルを敷くと痛みがやわらぐ。

1

右ひざを前に出し、両手を太ももに添える。左脚はひざをついて、足の甲を寝かせて伸ばす。

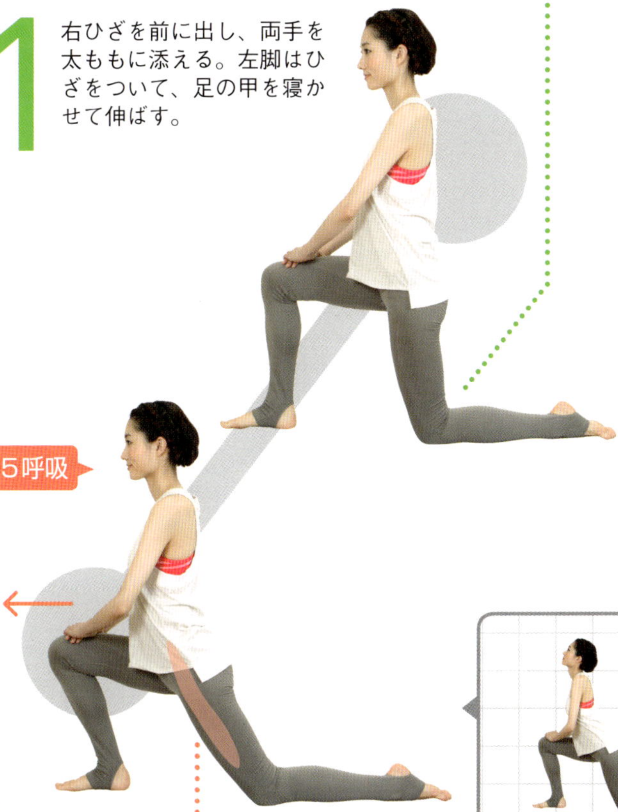

3〜5呼吸

2

右脚を前に踏み出して、体全体を前方に移動させる。反対側も同様に行う。

脚のつけ根〜太ももの前面がストレッチされる。

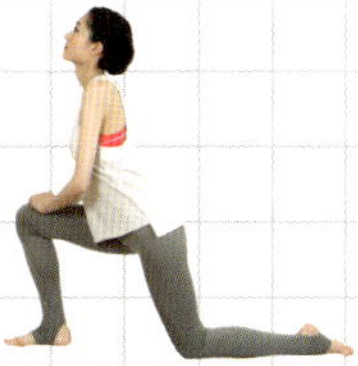

✕NG

おしりを残したまま、上半身だけ前に倒れ込むのはNG。また、あごは上げず、首の後ろは常にまっすぐにしておこう。

ストレッチ
2

脚の後ろ側を伸ばす

脚の後ろ側の筋肉が縮こまると背中も引っ張られ、正しい姿勢がキープしにくい。下半身の柔軟性が高まると、骨盤や背骨がしなやかに動き、日常動作が行いやすくなる。

前屈

腰を前に滑らせてイスに浅く座ってしまう人は、もも裏が硬い可能性大。ストレッチで骨盤を正しい位置に。

ターゲット筋 ▸ ハムストリング

1 脚を腰幅に開いて立つ。両手を股関節にあて、手をあてたところから、体を前に倒して前屈する。

POINT
背中を丸めるのではなく、股関節を屈曲させる。

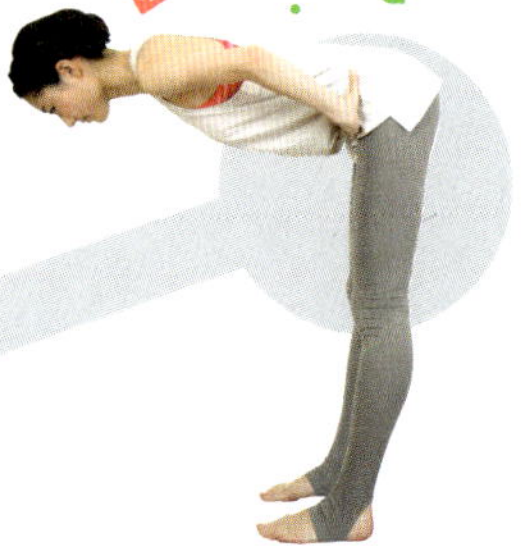

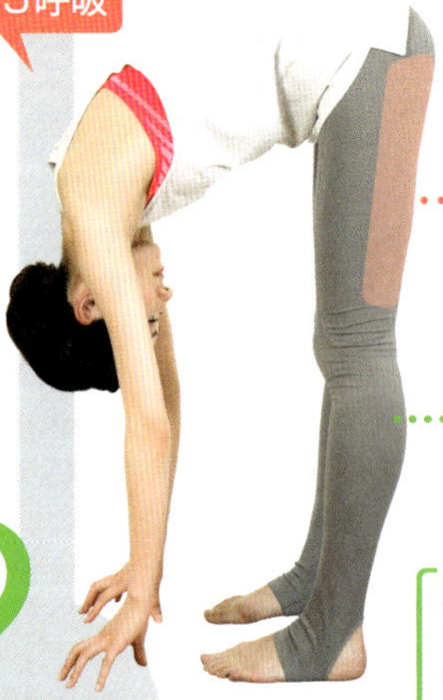

太ももの後面にあるハムストリングの伸びを感じる。男性はパンパンに張っていることも多いので、無理をしない。

POINT
ひざは伸ばしておくが、伸ばし過ぎも注意。

2 両手は楽に床に下ろす。

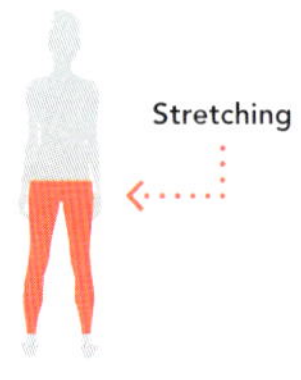

※ 腰痛のある人は行わないでください。三角のポーズ（62ページ参照）がおすすめです。

ストレッチ&体幹エクササイズ 3

壁ストレッチ

ふくらはぎの筋肉が緊張していると歩行のバランスや姿勢が悪くなるなどの不調につながる。

ターゲット筋 ▶ 腓腹筋

3〜5呼吸

ふくらはぎ後面の腓腹筋の伸びを感じる。

✗ **NG**
ひざは入れこんでロックせず、少しゆるめておく。

2 右脚を後ろに引き、ひじを曲げて体を前に倒し、壁を押す。反対側も同様に行う。

1 壁から20cmほど離れて立ち、両手は胸の高さで壁につく。

ひざつきストレッチ

ふくらはぎの筋肉は左右差が大きいと重心が不安定になり、歩行のメカニズムがくるう。そうすると背骨への負担が増す。

ターゲット筋 ▶ ヒラメ筋

3〜5呼吸

ふくらはぎ後面のヒラメ筋の伸びを感じて。

POINT
右足は外に向かって流してもよい。足の長さに応じて角度を調整する。

2 上体を前に倒し、左脚の後面を伸ばす。反対側も同様に行う。

1 左脚を前に出し、右ひざをついて上体を起こす。両手はひざの上に置く。ひざが痛い人は、ひざの下にタオルを敷くとよい。

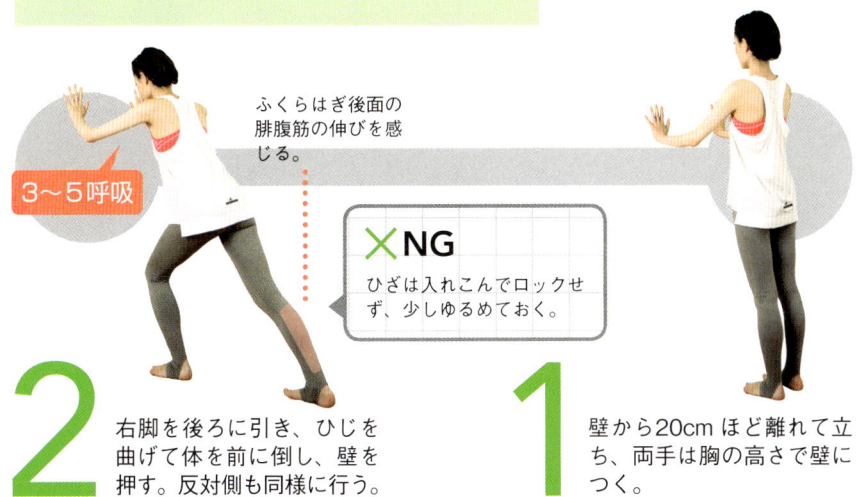

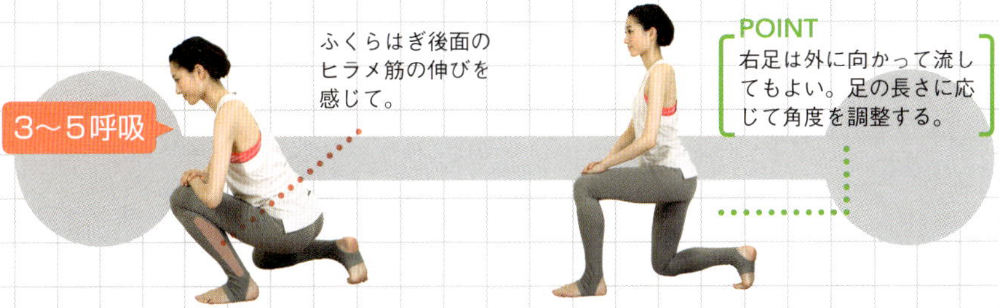

ストレッチ

3

おしり～太ももを伸ばす

おしりは骨盤を安定させる筋肉（臀筋群や梨状筋）がある部位。左右差が大きいと骨盤のゆがみや、歩行の問題を引き起こし、腰痛などの不調を引き起こす可能性がある。

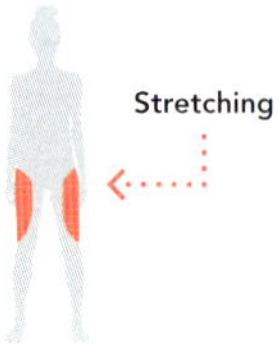

イス前屈

仙骨から伸びる梨状筋は、小さい筋肉だが骨盤の安定に欠かせない。ここを伸ばすことで腰痛の改善効果もある。

ターゲット筋 ▶ 梨状筋 | 臀筋群

POINT
足をのせる位置を変えると、臀筋群をより伸ばすことができる。

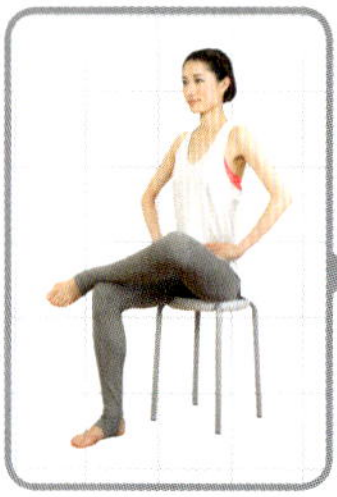

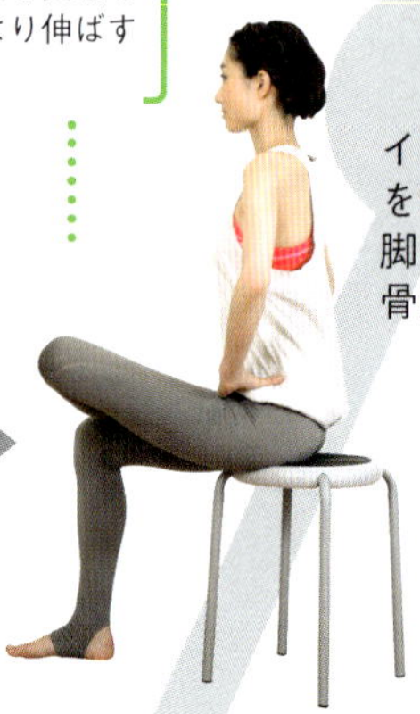

1

イスに座り、左ひざを90度に曲げ、右脚にのせる。両手は骨盤に添える。

3～5呼吸

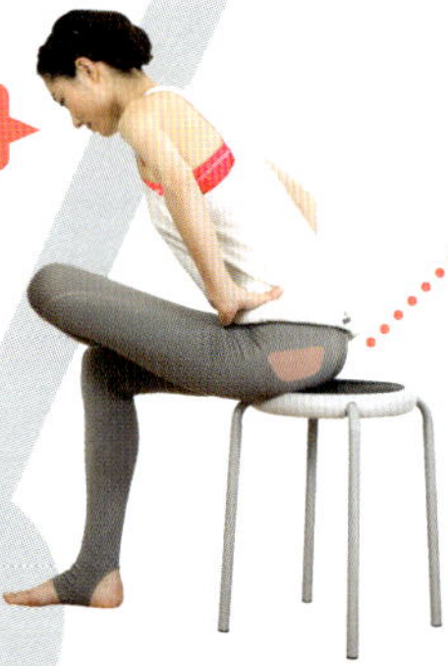

仙骨から伸びている梨状筋とおしりの筋肉の伸びを感じる。

2

手をあてたところから体を倒し、前屈する。反対側も同様に行う。背中を丸めると効果がないので注意。

仰向けひざ抱え

重力と腕の力を使って脚を胸に近づけることで、おしりまわりの筋肉（臀筋群）を伸ばしていく。

ターゲット筋 ▶ 臀筋群

ストレッチ&体幹エクササイズ

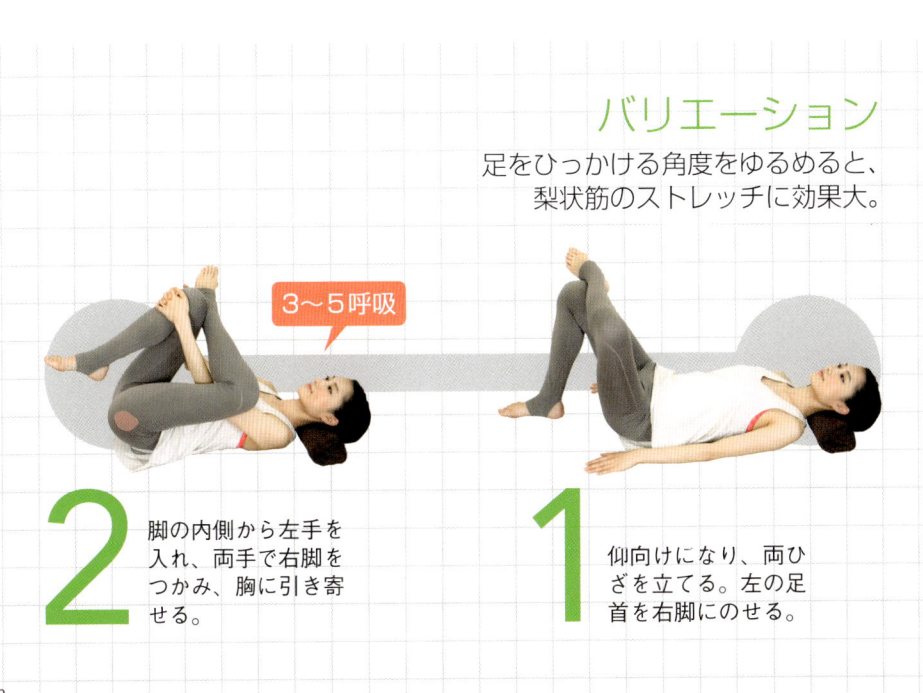

POINT
タオルを丸めて首の下に敷いてもよい。

おしりの後ろ側にある臀筋群の伸びを感じる。

3〜5呼吸

2 両手を外側から回して右脚をつかみ、胸に引き寄せる。反対側も同様に行う。

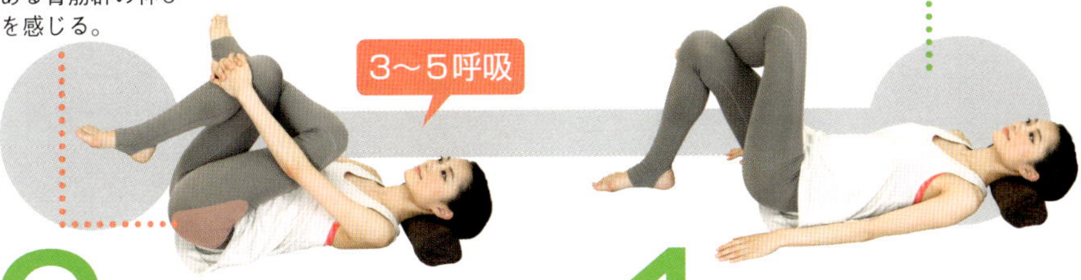

1 仰向けになって両ひざを立て、左脚を右脚にかける。

バリエーション

足をひっかける角度をゆるめると、梨状筋のストレッチに効果大。

3〜5呼吸

2 脚の内側から左手を入れ、両手で右脚をつかみ、胸に引き寄せる。

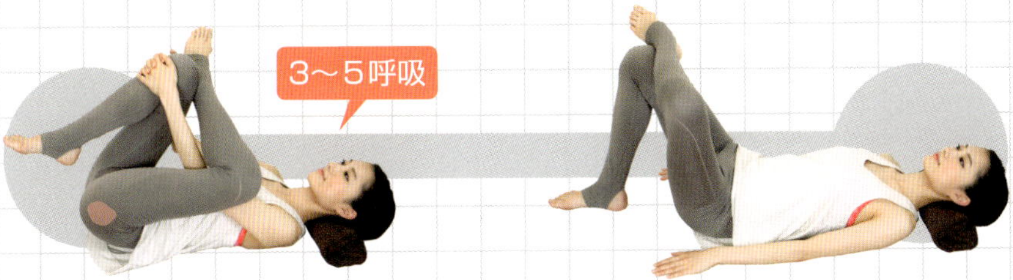

1 仰向けになり、両ひざを立てる。左の足首を右脚にのせる。

ストレッチ

4

太ももの内側を伸ばす

立つときに、太ももの内側を引き締めて内転筋群を意識すると、背骨が上へ伸びやすくなる。日常生活では鍛えづらく、たるみやすい筋肉なので意識的にストレッチする。

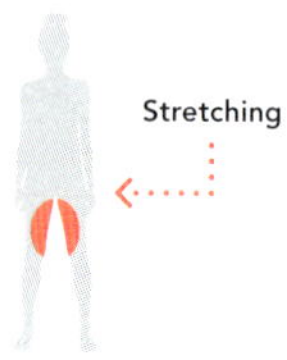

肩入れ

内転筋群をほぐすと、背骨に安定性と柔軟性が生まれる。座り続けた後に行うと背骨もリセットされる。

ターゲット筋 ▸ 内転筋群

1

両脚を広めに開いて立つ。腰をまっすぐ下に落とし、両手を太ももに添える。

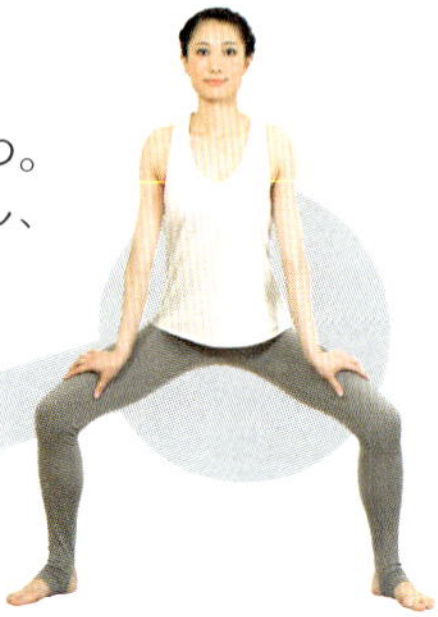

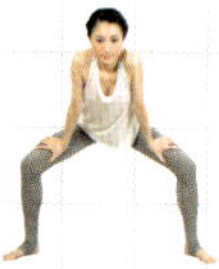

×NG

おしりが突き出る、前のめりになるのはNG。肩は下げておく。

3〜5呼吸

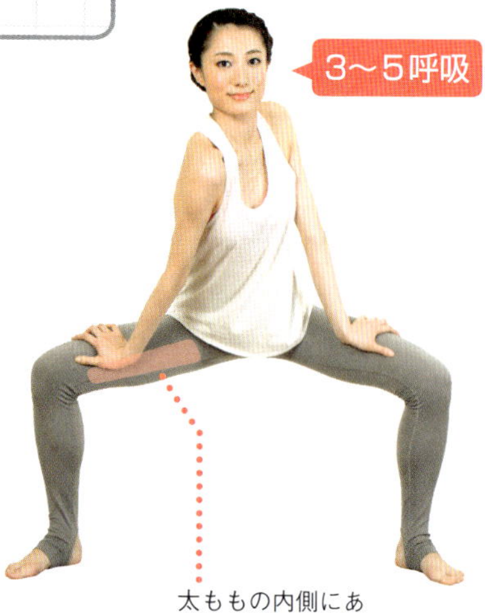

2

肩を内側に回し入れるように、右手で右脚を押しながら上体を左にねじる。反対側も同様に行う。

太ももの内側にある内転筋群の伸びを感じる。

あぐら前屈

ひざを痛める危険性が少ないストレッチ。
股関節の柔軟性がアップすると、
骨盤や背骨の負担も軽くなる。

ターゲット筋 ▸ 内転筋群

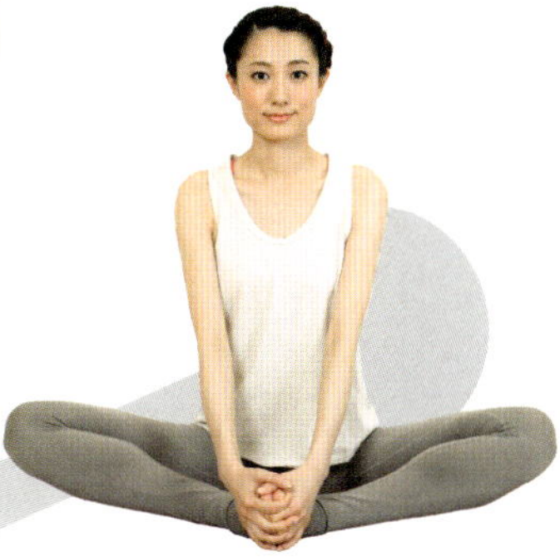

1 両脚の裏を合わせて座る。手は足先を持つ。

太ももの内側にある内転筋群の伸びを感じる。

3～5呼吸

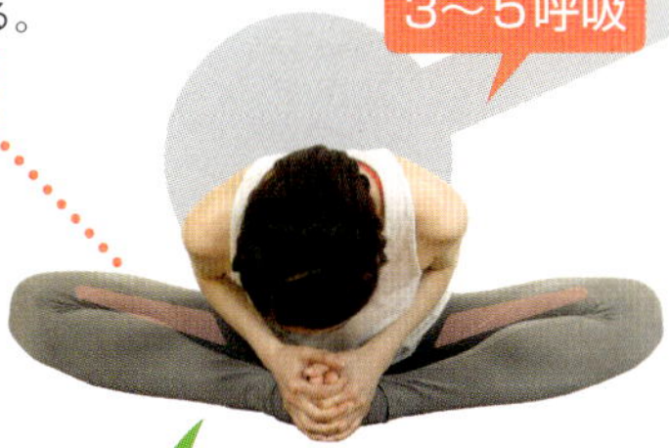

2 息を吐きながら体を前に倒す。

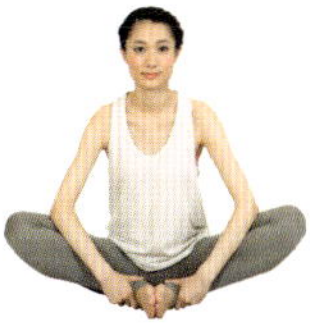

あぐら前屈ができない人は…

股関節が硬くて脚があまり開かない人は、両ひじでひざを押すだけでもOK。

肩入れができない人は…

このストレッチがキツい人はイスを使って行うと、ひざへの負担が軽減する。

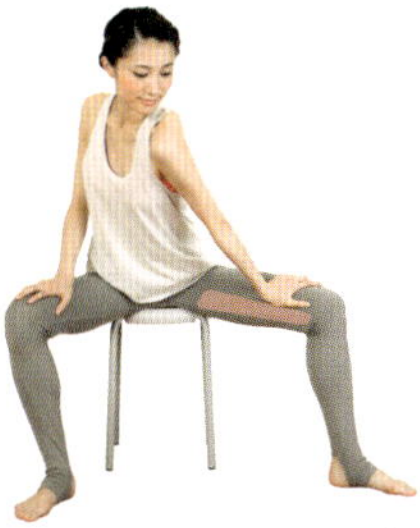

脚を開いてイスに座る。両手を太ももにおき、肩を回し入れるように左手で左脚を押しながら、上体を右にねじって3～5呼吸。反対側も同様に行う。

体幹エクササイズ

1

体幹全体を意識する

体幹の主な筋肉を総動員するエクササイズ。
骨盤の位置を調整し、ゆがみを整えることができる。
腰椎の安定に欠かせない骨盤底筋も強化する。

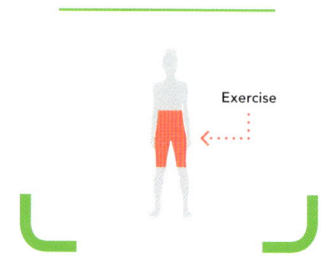

ブリッジ

股関節を伸展させる筋肉を活性化しながら、背骨のS字カーブを意識。脚上げでより体幹の筋肉を鍛えられる。

ターゲット筋 ▸ ハムストリング | 大臀筋 | 骨盤底筋 | 多裂筋 | 腹横筋

1

仰向けになり、両ひざを立てる。手は、手のひらを下にして体側に添える。かかとはおしりのほうに引き寄せる。

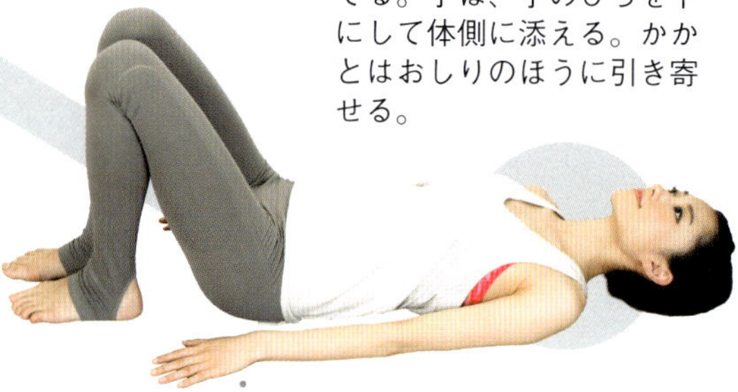

強度UP↑

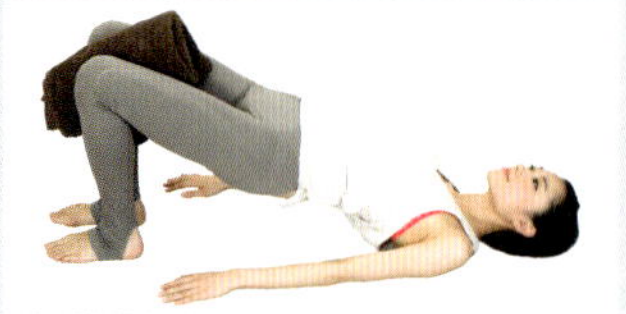

ひざの間にタオルを挟むと、太ももを内側に締めることを意識しやすい。こうすると内転筋群〜骨盤底筋を意識しやすくなる。

2

息を吸いながら、背骨（椎骨の一つずつ）を下から順に床から離して上体を上げる。体を上げきったところでキープする。

お腹〜太ももの筋肉を総動員するので、体幹を鍛えるのに効果的。

骨盤底筋
ハムストリング
大臀筋
腹横筋

3〜5呼吸

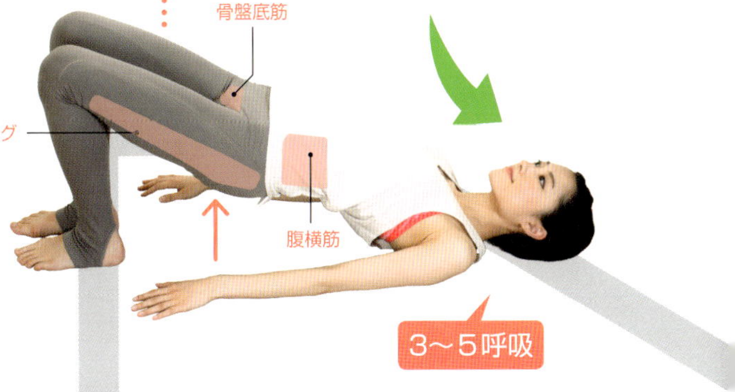

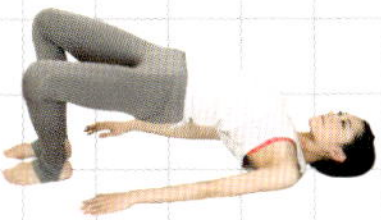

✕ NG

ひざが離れてしまうのはNG。太ももを引き寄せる意識を持つ。腰と胸も反りすぎないように。

[POINT]
かかとを蹴り出して、脚の後面をしっかり伸ばす。

3

そこからさらにできそうなら、右脚を前に伸ばしてキープする。つらい人は、背骨を上から順番に一つずつ床に下ろし、元に戻る。反対側も同様に行う。

腸腰筋
ハムストリング
大臀筋
多裂筋

3〜5呼吸

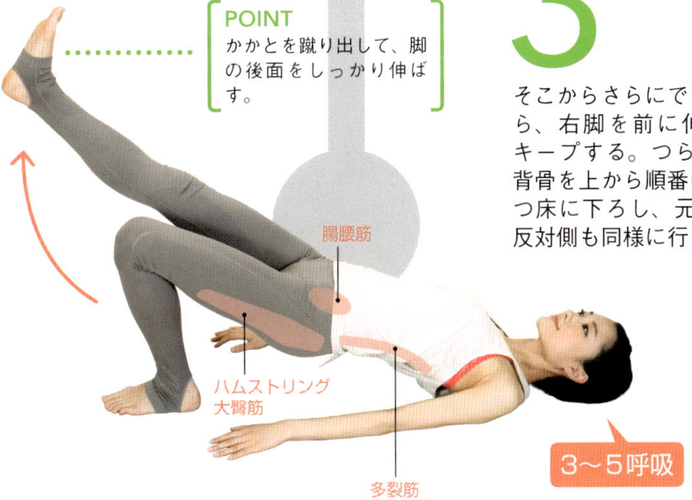

体幹エクササイズ

2

下腹を強くする

体の軸を感じる際に欠かせない下腹。ここが安定すると体全体のバランスが取りやすくなる。気功などでよく出てくる、気が集まる場所「丹田」もおへその下あたりにある。

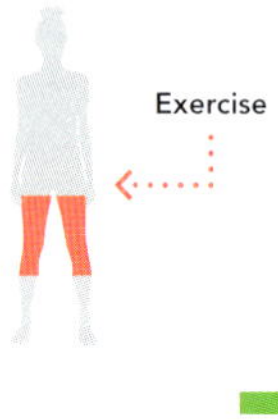

片脚上げ

お腹周りの筋肉を強くするエクササイズ。上げたほうの脚のハムストリングと、反対側の腸腰筋のストレッチ効果もある。

ターゲット筋 ▸ 腸腰筋 | ハムストリング | 大腿四頭筋 | 腹斜筋 | 腹横筋

1

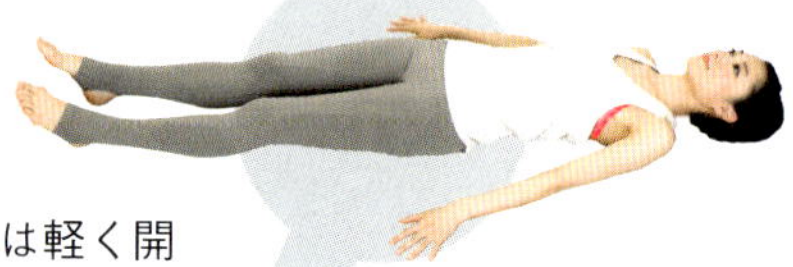

仰向けになる。腕は軽く開き、手のひらを下にしておく。

POINT
両脚ともかかとを押し出し、足首は90度にする。

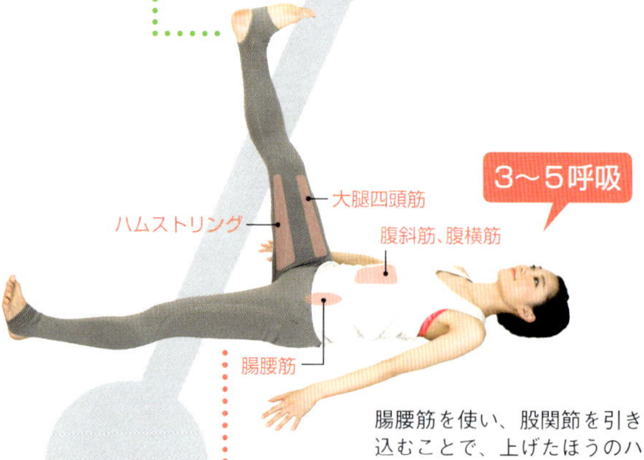
3〜5呼吸
大腿四頭筋
ハムストリング
腹斜筋、腹横筋
腸腰筋

腸腰筋を使い、股関節を引き込むことで、上げたほうのハムストリングが伸ばされる。それにより、反対側の脚のつけ根もストレッチされる。

2

右脚を上げ、天井に向かって押すイメージで伸ばす。反対側も同様に行う。

体幹エクササイズ

3

体の側面を強くする

立ったり、歩いたりするときに使われる筋肉は体の側面に多い。それらを均等に伸ばすことで左右のバランスが整い、背骨も安定しやすくなる。

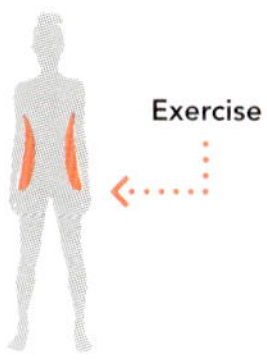

サイドブリッジ

体の側面の筋肉を鍛える。左右差を解消すると、背骨を整えることができ、ゆがみを軽減する。

ターゲット筋 ▶ 腹斜筋 | 腹横筋 | 腰方形筋 | 小臀筋 | 中臀筋

POINT
左手で体を支え、右手は添えているだけ。

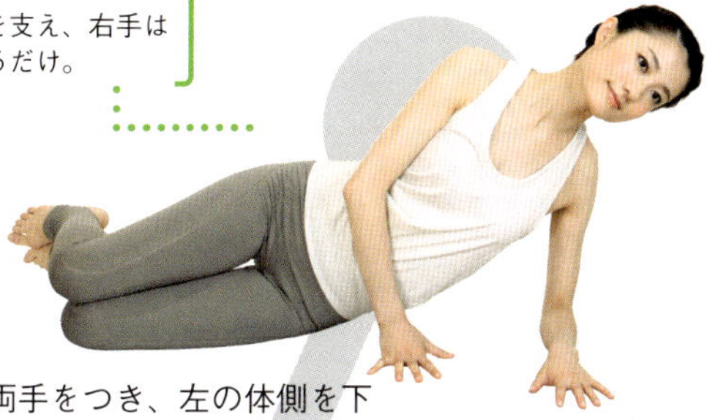

1 両手をつき、左の体側を下にして横になる。両脚はそろえて、ひざは90度に曲げる。

お腹とおしりの外側の筋肉を使っていることを感じる。

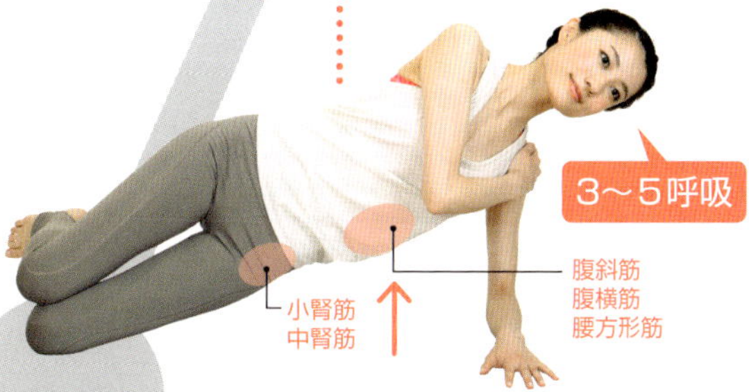

POINT
体の下のラインが一直線になるようにする。

2 右手を左肩に添え、体を持ち上げてキープする。反対側も同様に行う。

体幹エクササイズ

4

中心軸を強化する

お腹の深部にある筋肉を感じながら、体の中心を整えるエクササイズ。お腹から脚までを全体的に鍛えることができる。強度が強いので無理しすぎないように注意。

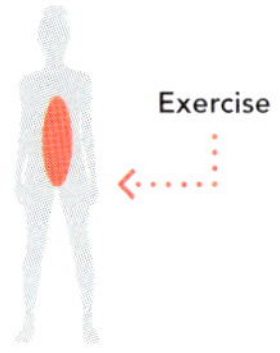

脚上げ＆股開き

両脚をそろえて上げることでより体の中心の筋肉が鍛えられ、背骨が安定する。内転筋群や骨盤底筋も鍛えられる。

ターゲット筋 ▸ 内転筋群｜腹斜筋｜腹横筋｜腸腰筋｜腹直筋｜骨盤底筋

□ 体感Check

お腹の奥の筋肉が使われるのを感じる。

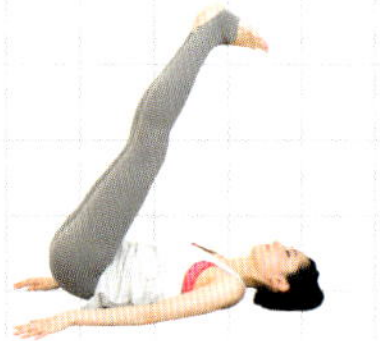

✕NG

反動をつける、おしりが浮くのはNG。尾骨まで床につけておくイメージ。

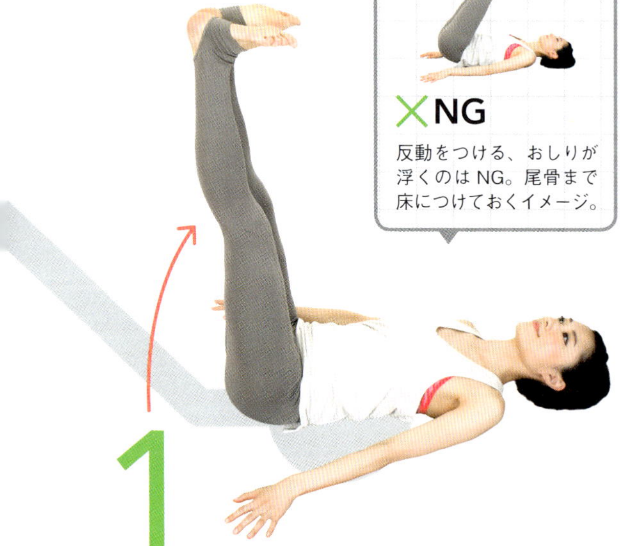

1

仰向けになる。両手は軽く開き、手のひらを下にしておく。両脚をそろえたまま、天井に向かって上げていく。難易度が高いので、難しければ片脚ずつ上げる。

※ 反腰の強い人、腰痛、脊柱管狭窄症、すべり症の人は、無理して行うと悪化させる可能性があります。片脚上げ（78ページ参照）が問題なくできる人のみ、チャレンジしましょう。

POINT
かかとを押し出し、ひざは伸ばしておく。

腹斜筋、腹横筋とお腹の深部にある筋肉を感じる。脚の開閉によって、内転筋群と骨盤底筋もしっかり使われる。

2

両脚を左右に開く。開き切ったら、また中央に向かって閉じていく。

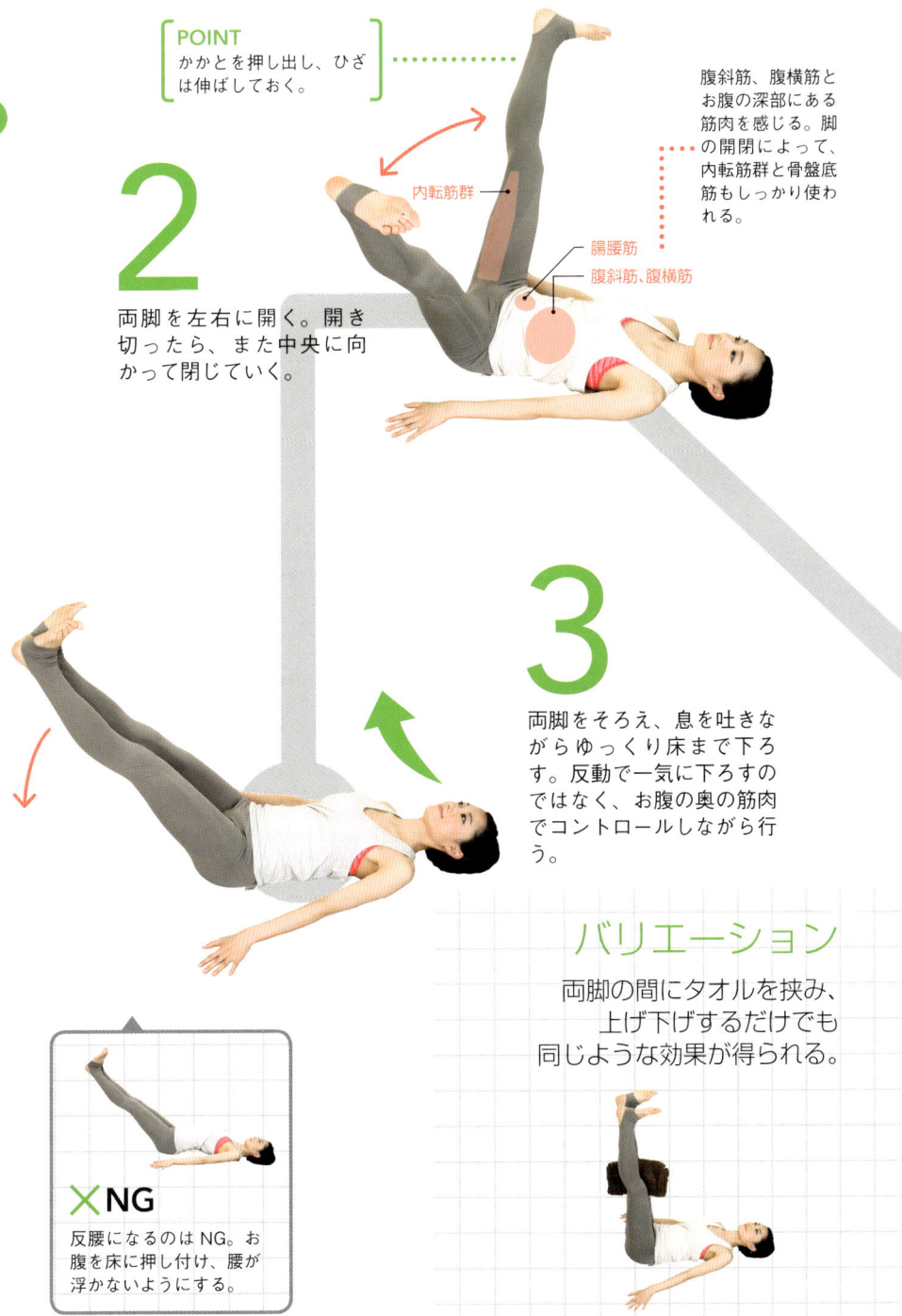

3

両脚をそろえ、息を吐きながらゆっくり床まで下ろす。反動で一気に下ろすのではなく、お腹の奥の筋肉でコントロールしながら行う。

✕NG

反腰になるのはNG。お腹を床に押し付け、腰が浮かないようにする。

バリエーション

両脚の間にタオルを挟み、上げ下げするだけでも同じような効果が得られる。

セルフマッサージだけでこんなに変わる！

４章では背骨を若返らせ、体の不調を改善するセルフマッサージを紹介しています。このマッサージが体や姿勢にどんな変化を与えるか、20～70代の男女22名に試してもらいました。結果は、「肩が軽くなった」「呼吸がラクになった」「気分がスッキリした」という声が多数でした。また、マッサージにより胸鎖乳突筋や大胸筋、小胸筋の緊張やこりがゆるんだことで、姿勢が改善しました（頭の位置が1㎝以上後ろにひかれた人が5人いました）。

無理して姿勢をよくしようとしなくても、自然と頭や肩がよい位置に来れば過剰な筋肉の緊張や疲労を防げるので、肩こりや頭痛の予防にも効果が期待できます。

行ったマッサージ

胸鎖乳突筋マッサージ（89ページ参照）……左右各１分
鎖骨下マッサージ（93ページ参照）……左右各１分

結果

Kさん／男性／70代

「首や肩、腰が楽になりました」。趣味のテニスの合間にマッサージを行うのが日課になったとか。

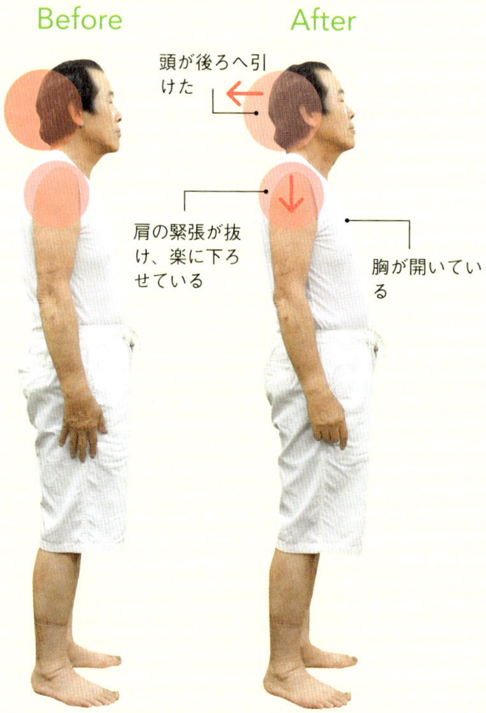
Before
After
頭が後ろへ引けた
肩の緊張が抜け、楽に下ろせている
胸が開いている

協力　幸田誠
理学療法士、医科学修士、カイロプラクティック理学士、応用理学士

4章

痛みと不調を改善する

症状別セルフマッサージ

つらい肩こりや腰痛。
それらの原因が背骨の老化が原因であることは
ここまでも説明してきました。
ここでは背骨と不調の関係を知り、
固まった筋肉をもんだり、ツボを押したりと、
簡単にできるセルフケアで不調を改善しましょう。
胃もたれや便秘など、胃腸に関する不調や、メンタルに関する不調も整えることができます。

マッサージでの押し方について

※本書ではこれらを中心に、マッサージごとに最適な圧のかけ方を紹介しています。

指頭圧
親指の腹で圧をかける。

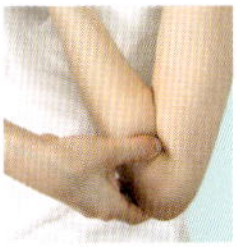

M字圧
指先を合わせてアルファベットのＭをつくり、指先で圧をかける。

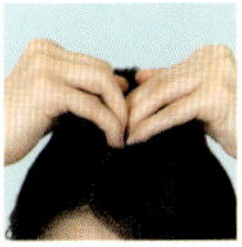

筋切り
硬い筋を切るようにもみほぐす。

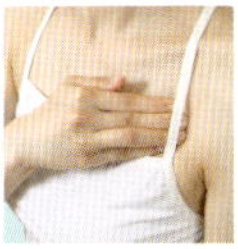

つまむ
指でつまんで刺激する。

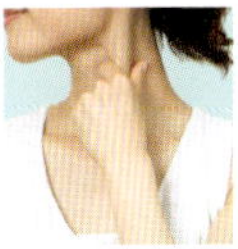

手根圧
手根（手のつけ根）を使って圧をかける。

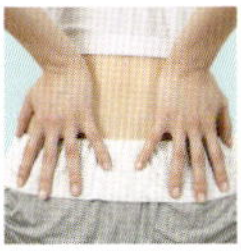

サークル
クルクル円を描くようにもみほぐす。

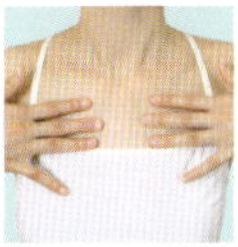

セルフマッサージで背骨の老化を防ぐ

不調はツボや筋肉に現れる セルフケアで自分を知ろう

この章では中医学の経絡やツボの考え（詳しくは5章参照）を交えて、筋肉をもんだり、ツボを刺激したりというセルフケアを紹介します。年齢や体力に関係なく誰もが手軽に行えるので、「背骨を健康にしたいが、そんなに動く気にはならない」という方にもおすすめです。

そもそも肩こりや腰痛など不調の多くは、背骨の老化が原因の一つです。頭が前に出た悪い姿勢を続けていると首まわりの筋肉に負担がかかり、肩こりに。胸椎の可動性が落ちると自律神経に影響が出て、せきや鼻づまりなどのアレルギー症状が起きることも。また、腰椎のゆがみが便秘につながることもあります。こうしてみると、ちょっとした背骨のトラブルがあらゆる不調の原因になることがわかるでしょう。

さわったときに痛みがある箇所はこっていたり、老廃物がたまったりしている証拠。この章のマッサージでは、ストレッチでは伸ばしきれない筋膜や筋肉をもむことでそれらを生き返らせ、本来のはたらきを取り戻します。筋肉や内臓の状態が改善すると、背骨も健康に。すると姿勢もよくなり、気持ちも前向きになる……というふうに、プラスの連鎖が起きるのです。

マッサージが不調改善に効く理由

肩こりの場合

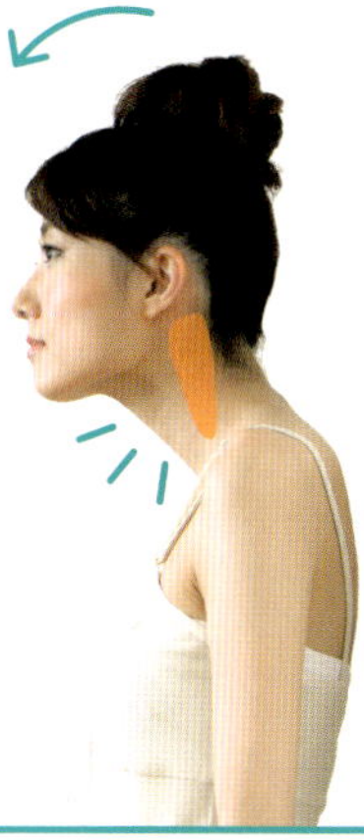

1

頭が前に出て、背中が丸まった悪い姿勢により、頭を支えようと胸鎖乳突筋に負担がかかる。それにより、肩こりが発生している。

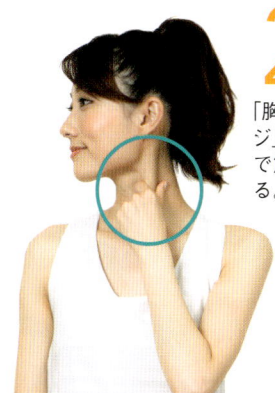

2

「胸鎖乳突筋マッサージ」（89ページ参照）で筋肉を直接刺激する。

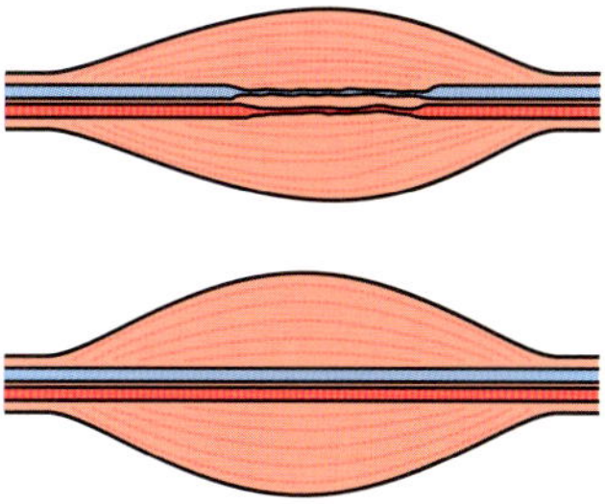

3

マッサージすることで筋肉がやわらかくなり、形も変わる。それにより本来の力を取り戻す。

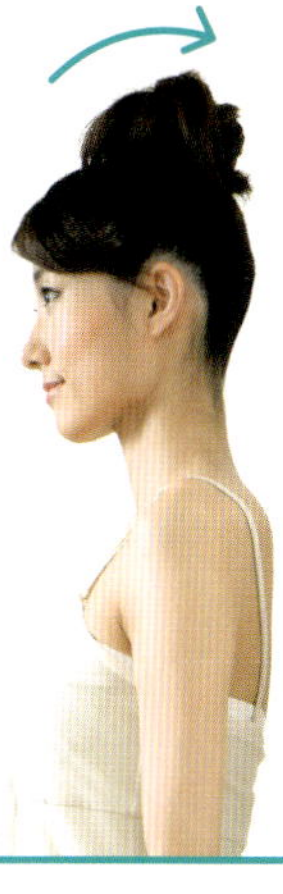

4

筋肉がきちんとはたらくので、頭が後方へ下がる。よい姿勢になり、周囲の筋肉への負担が解消されるため、肩こりがやわらぐ。

不調がある部位を直接刺激しない
マッサージもありますが、筋肉やツボ、経絡（134ページ参照）など、
すべては背骨を介して関係しています。
だから不調を改善することができるのです。

※マッサージを行う際の注意点…痛みが強い箇所はもみ返しが起こる可能性もあるので、無理に行わないでください。また、指定された回数を目安に行い、長時間刺激し続けないでください。血行がよくなることで気分が悪いなど不快な症状が起きた場合は、すぐに中止して休んでください。

頸《けい》椎《つい》が関わる不調

不調①

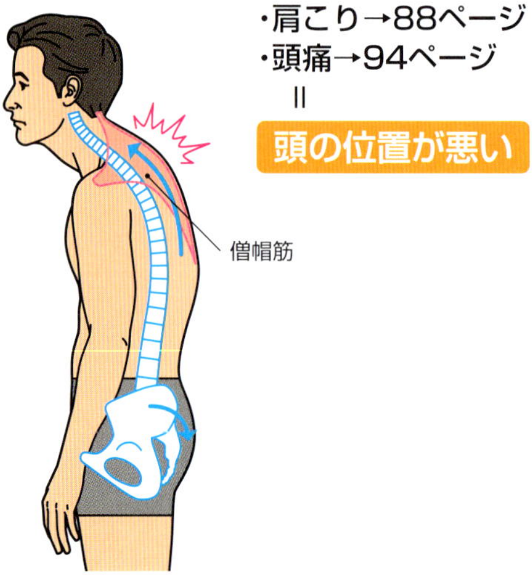

肩こり、頭痛は、頭が前に出た悪い姿勢を支えようと、僧帽筋など首まわりの筋肉が過剰にはたらくことが原因。肩甲骨も前に出るので胸が開かず、さらに頭の位置が悪くなってしまう。

首まわりの筋肉と肩甲骨に注意

うつむいた姿勢でスマートフォンをさわったり、頭を前に突き出してパソコン画面を長時間眺めたり。現代はそういった生活習慣が原因で頸椎のトラブルを抱える人が増えています。

常にうつむき、頭だけ前に出した悪い姿勢を続けていると、頸椎が本来持っているカーブ（前弯）をなくしてしまいます。それだけでなく、ときには後ろにカーブが出てきてしまう（後弯）ことも少なくありません。する

不調②

肩の痛み→92ページ
＝
肩甲骨の動きのトラブル

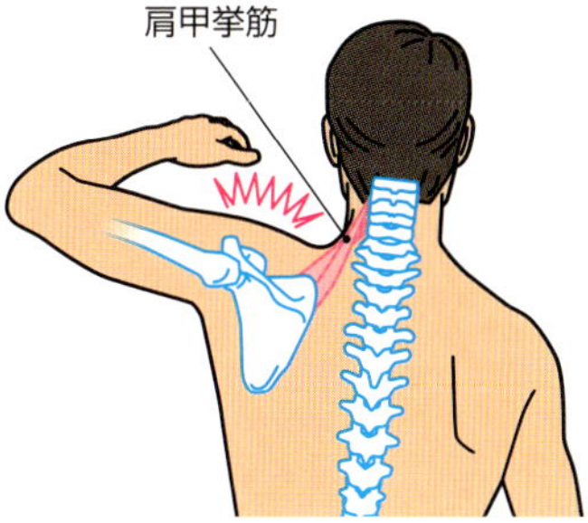

肩甲骨は本来、肋骨の上を滑るように動いているが、姿勢が悪いと肩甲挙筋の緊張により肩甲骨の可動域が制限され、上腕骨がスムーズに動かなくなる。それにより、肩関節に痛みが出る。

不調③

腕のだるさ・しびれ→95ページ
＝
斜角筋の緊張

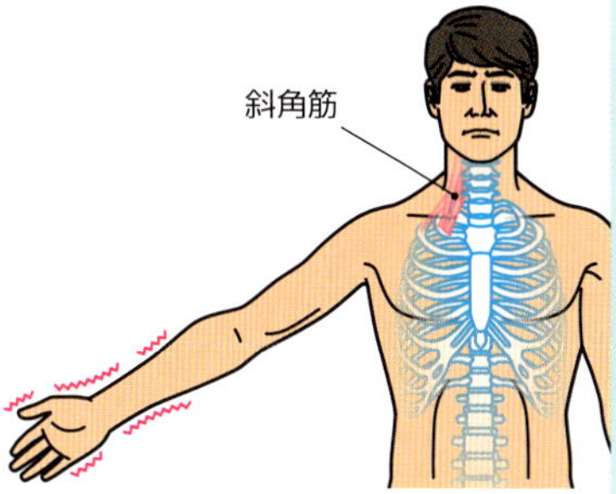

斜角筋が緊張すると、腕につながっている神経や血管が圧迫されるためだるさやしびれが起こることも。かばんを決まった側で持つ人は、そちらの斜角筋が緊張しやすいので注意。

と、頭が本来の位置からずれてしまうため、背骨のS字カーブを利用した体重の分散ができなくなってしまいます。その場合、まわりの筋肉が頭を固定しようと過剰に緊張した状態になるため、肩こりや頭痛（不調①）につながるのです。

　また、姿勢が悪くなると、筋肉の連鎖から肩甲骨の可動性も減少してしまいます。肩甲骨は背骨のナビゲーターでもある、大切な部位。これが悪い位置で固定されると腕の骨の可動域も制限され、肩関節のトラブルにつながります。これが原因で、肩の痛み（不調②）が引き起こされることもあります。

　また、頚椎についている斜角筋がこり固まると、筋肉の間を通る神経や血管が圧迫されます。その結果、腕に痛みやしびれ、だるさ（不調③）などの症状が出ることもあります。

肩こり

頭が前に出た不良姿勢が大きな原因。
合わせて、内臓の不調が関連することもあるので、
筋肉をほぐすとともに内臓の状態も整えましょう。

僧帽筋《そうぼうきん》つまみ

鎖骨、肩甲骨、背骨と広範囲に付着する筋肉。
左右差を整えると体の緊張も楽になる。

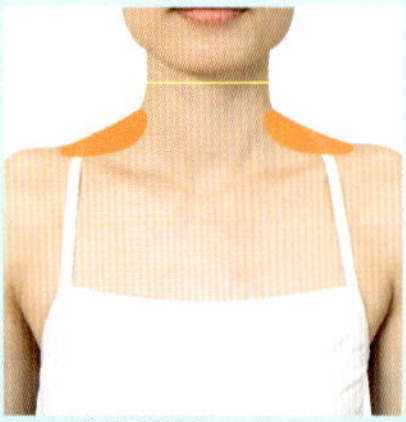

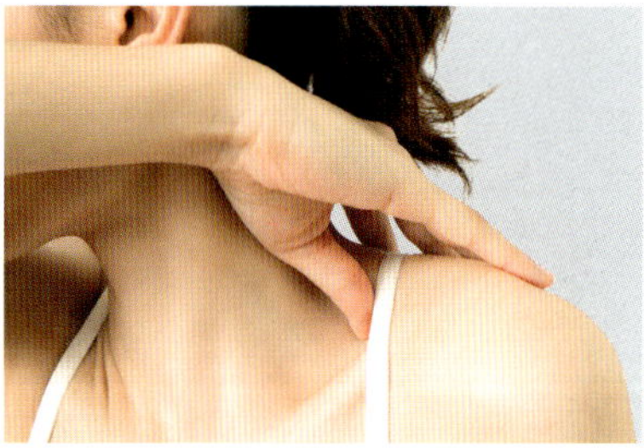

1 親指を僧帽筋の前面にあて、ほかの指で挟む。

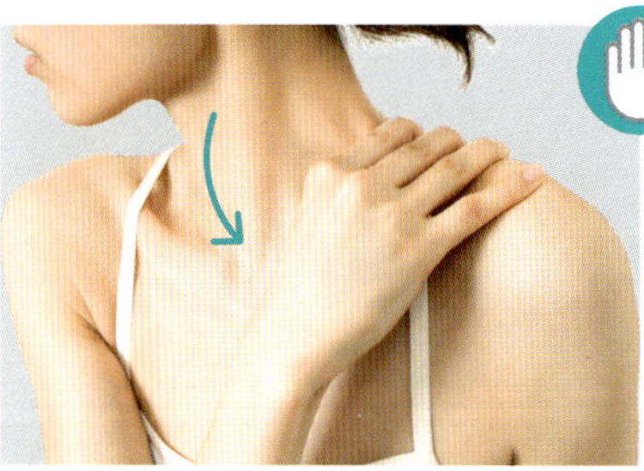

2 挟んだ圧はそのままに、手首を自分の胸のほうへ返すようにして圧をかける。3秒間圧をかけ、1秒休むというのを5～10回繰り返す。

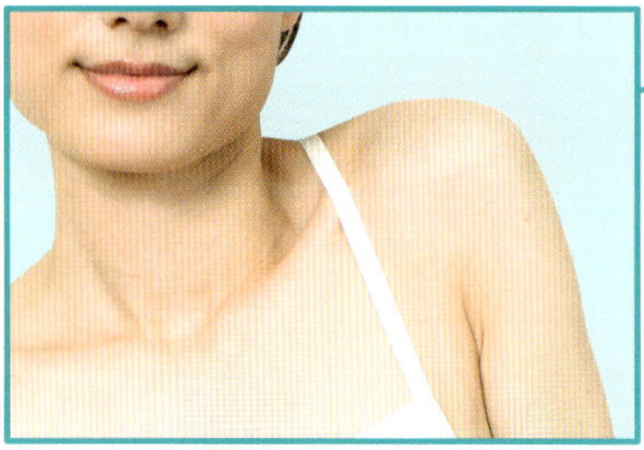

見つけ方

肩を上げたとき、ポコッと盛り上がるところが僧帽筋の前側。肩こりに効く肩井（けんせい、138ページ参照）というツボもある。ここをほぐすと、頭痛にも効く。

肋骨《ろっこつ》マッサージ

脇の下をほぐすと肩甲骨と肋骨の位置と動きが変わり、肩こりも軽減する。

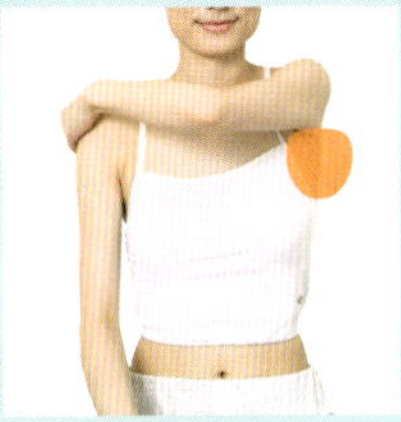

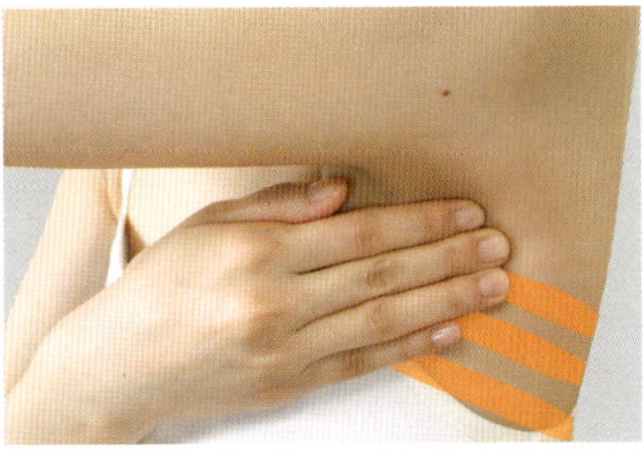

1 脇の下、肋骨のあたりに指先をあてる。

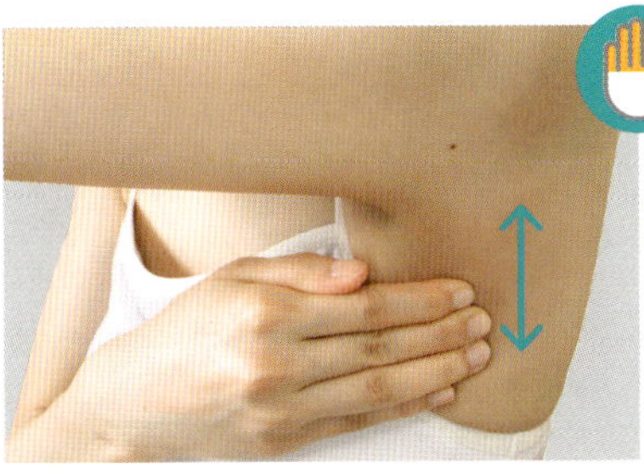

2 上下にこするようにして、硬いところをもみほぐす。肋骨を洗濯板にして、筋肉を洗うようなイメージで。

胸《きょう》鎖《さ》乳《にゅう》突《とつ》筋《きん》マッサージ

めまいや高血圧の人は行わないで下さい。また、左右同時に刺激しないでください。

姿勢が悪くなると硬くなりやすい筋肉。ここをゆるめると頭も正しい位置へ。

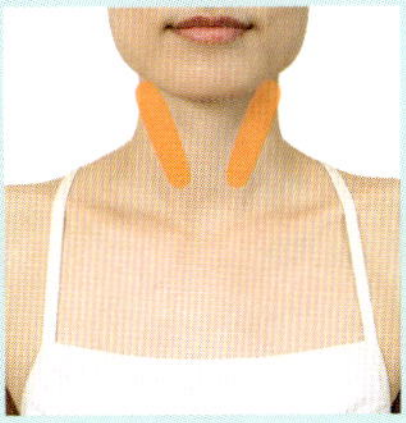

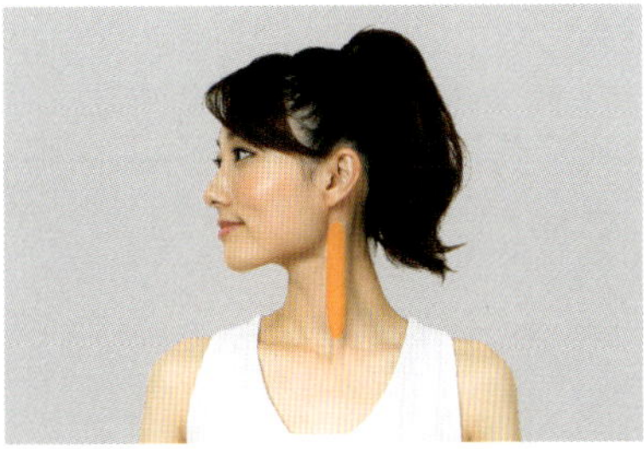

1 顔を横に向け、胸鎖乳突筋を探す。親指と人差し指で胸鎖乳突筋を挟む。肩こりがつらい人は、かなり張っているはず。

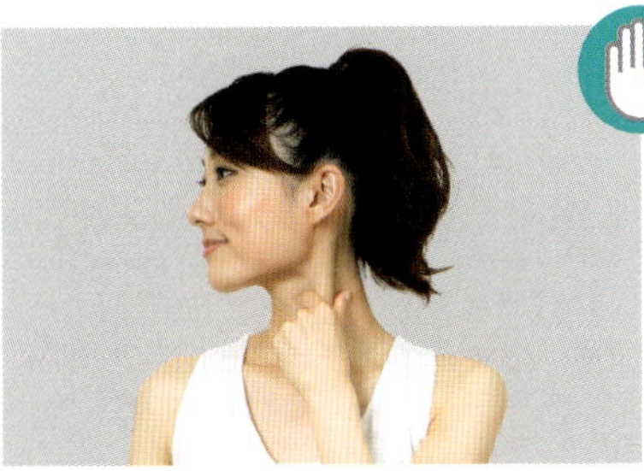

2 深いところから筋肉ごとつかむイメージで、親指と人差し指で胸鎖乳突筋を挟む。3秒間挟み、1秒休むというのを5～10回繰り返す。

肩甲骨マッサージ

動かすだけでは緩みにくい肩甲骨のコリを、
直接もみほぐすことで肩周りが楽に。

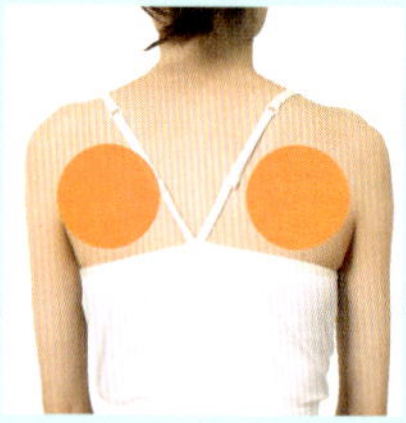

裏側

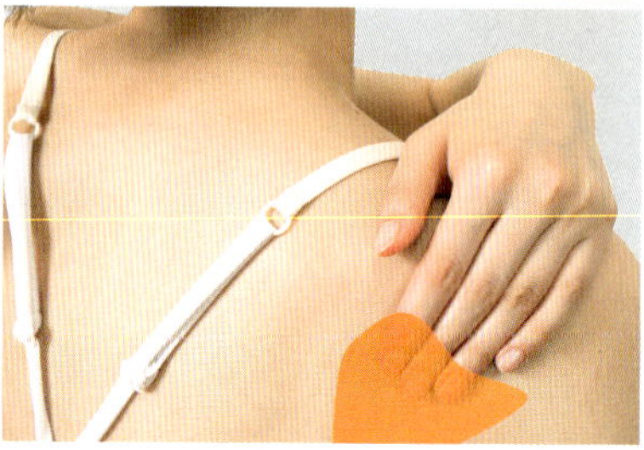

1 肩甲骨の上に、反対側の手をあてる。

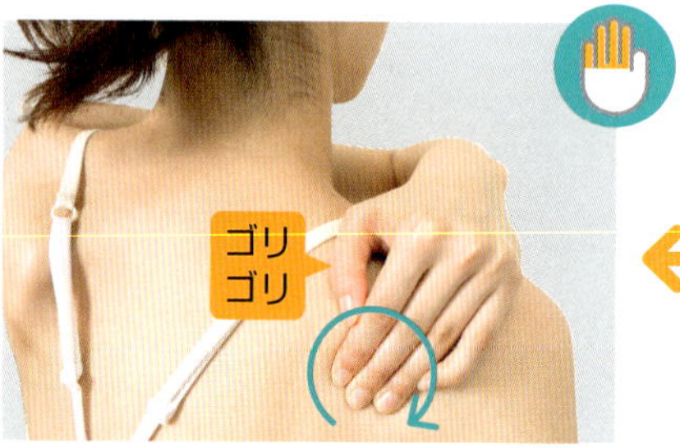

2 グルグル円を描くようにもみほぐす。

外側

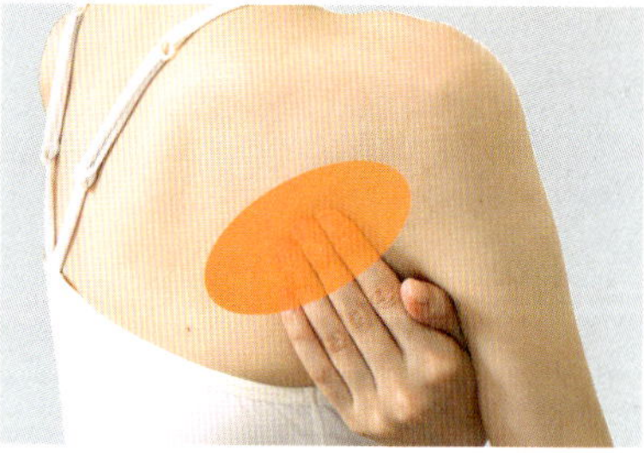

1 脇の下から手を入れ、肩甲骨の外縁に指先をあてる。

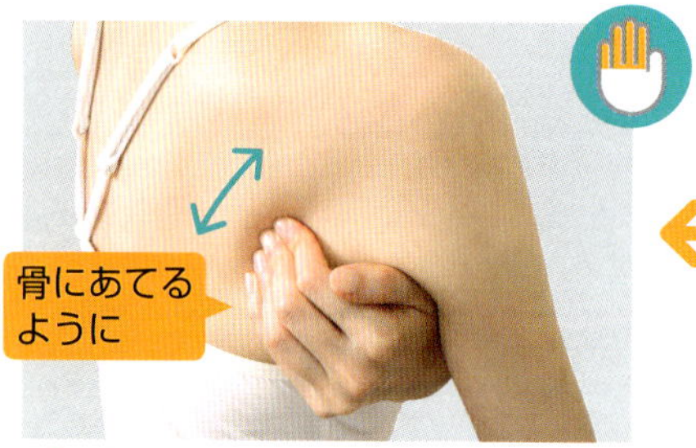

2 骨にあてるように手をズラし、硬いところをほぐす。

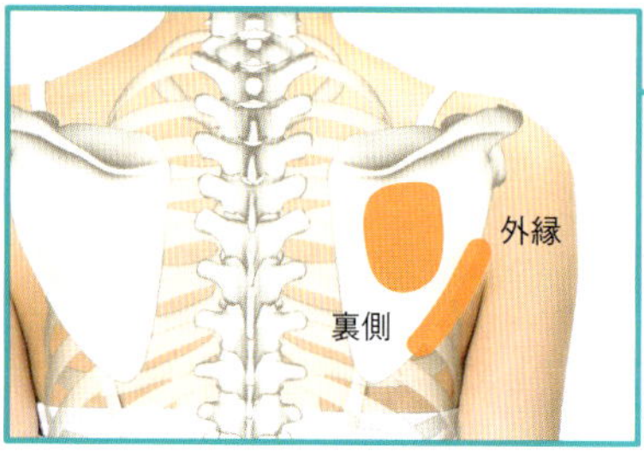

刺激しているのはここ！

「裏側」は肩甲骨の上にあたるところで、「外側」は脇よりの縁のこと。わかりづらければ、家族や友人にお願いして肩甲骨の位置に手をあててもらうとイメージがつかみやすくなる。

手《て》三《さん》里《り》ポイント マッサージ

肩こりだけでなく、首の張りや
胃腸の調子を整える効果もある。

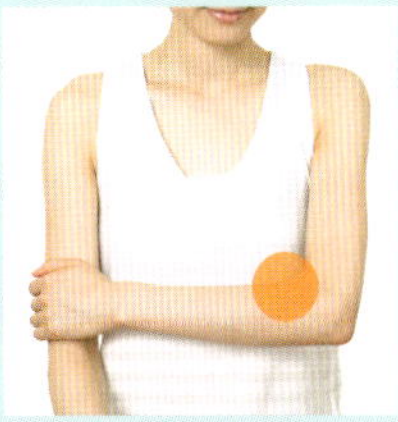

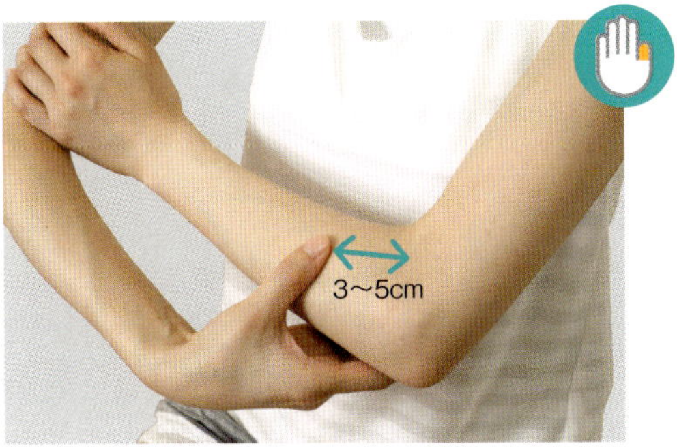

1 手首を曲げ、親指をツボの位置にあて、ほかの指で挟む。ツボの位置は「見つけ方」参照。

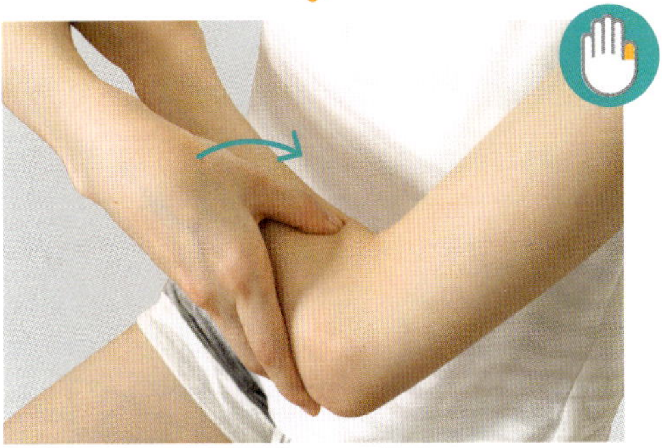

2 挟んだ圧はそのままに、手首を自分の胸のほうへ返すようにして圧をかける。3秒間圧をかけ、元に戻すのを5～10回繰り返す。

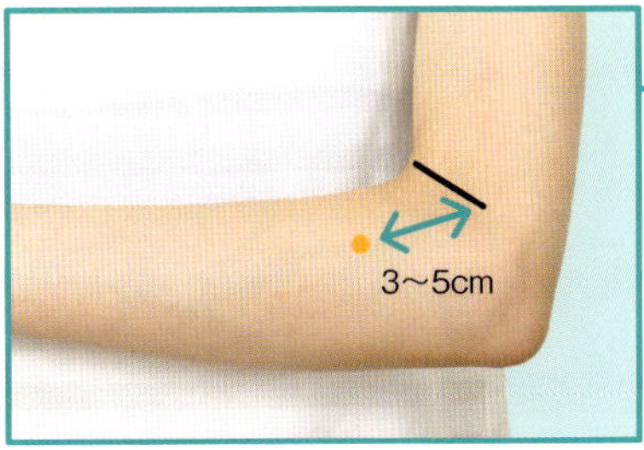

見つけ方

ひじを曲げた時にできるしわの尖端から、手首に向かって3～5cm程度の盛り上がったところ。大腸と関わるツボなので、食べ過ぎると硬く盛り上がっていたり、押したときに痛かったりする。

▶▶▶肩こりに効くその他のメニュー

鎖骨下マッサージ→93ページ／後頭部マッサージ→112ページ

肩の痛み

背骨とも関わりが深い、肩甲骨の可動性の低下が原因。付着する肋骨が動きにくくなり、腕（主に上腕骨）の動きが制限されることで肩に負担がかかり、症状につながります。

脇下マッサージ

脇の下のくぼみにある筋肉を刺激すると、肩と肩甲骨の位置が矯正される。

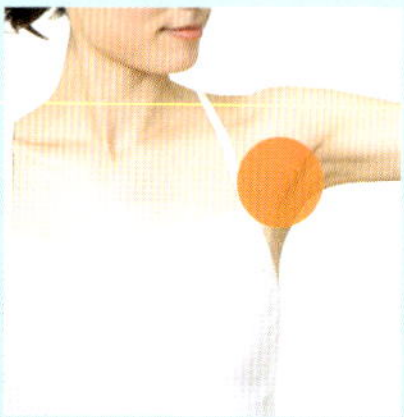

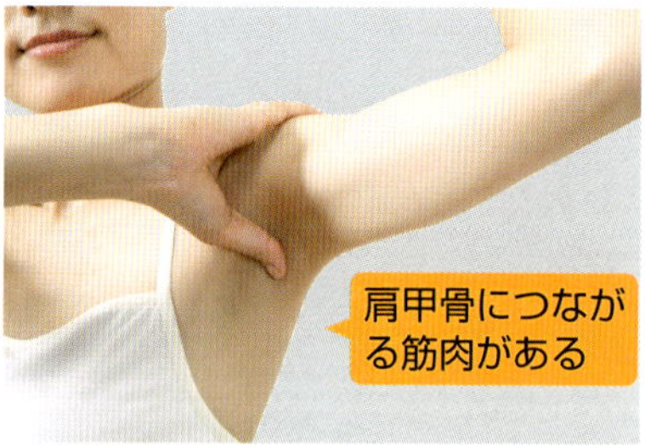

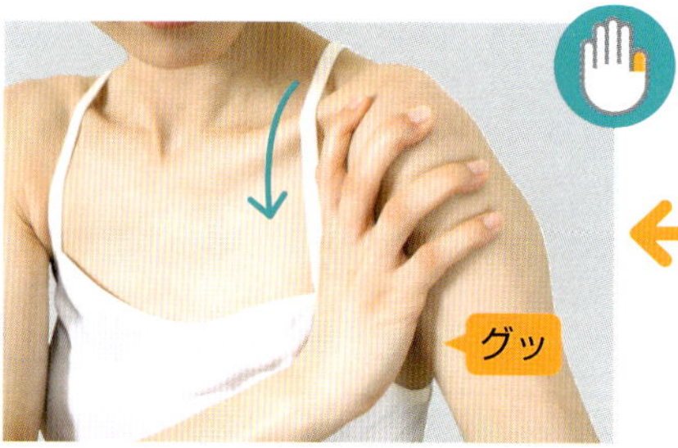

2 はさんだ圧はそのままに、手首を脇の方へ返すようにして圧をかける。肩の奥のほうに響くような体感があればよい。

グッ

1 親指を脇の下にあてて、他の4指で肩をはさむ。

肩甲骨につながる筋肉がある

烏口突起
上腕二頭筋
小胸筋
烏口腕筋

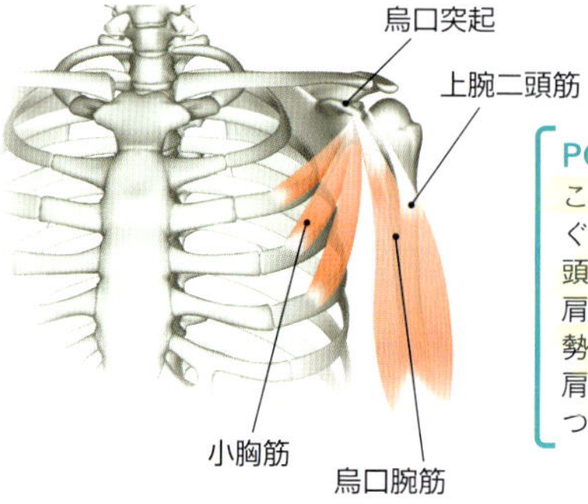

POINT
このマッサージでは、肩甲骨と腕をつなぐ烏口腕筋（うこうわんきん）と上腕二頭筋を刺激できる。これらがほぐれると肩と肩甲骨が本来の位置に戻るので、姿勢もよくすることができる。ちなみに、肩甲骨の前にある烏口突起には、肋骨につく小胸筋もつく。

鎖骨下マッサージ

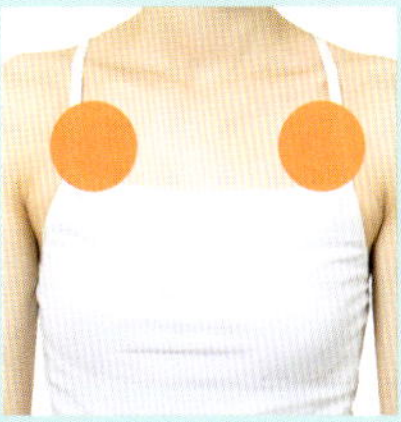

大胸筋、小胸筋、鎖骨下筋をほぐすと、
呼吸もしやすくなり、肩の痛みもやわらぐ。

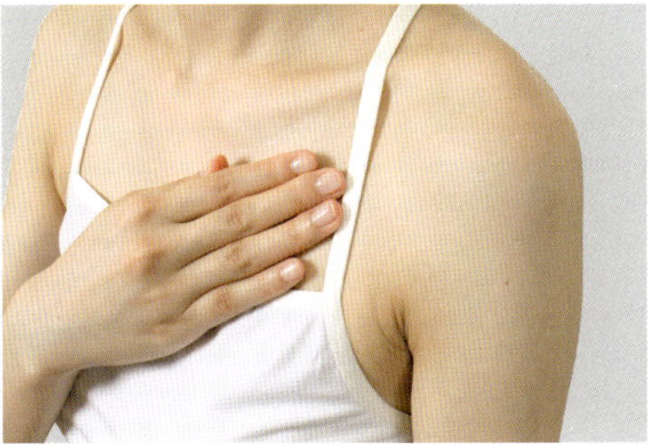

1 鎖骨の下の、やや盛り上がったところに手をあてる。

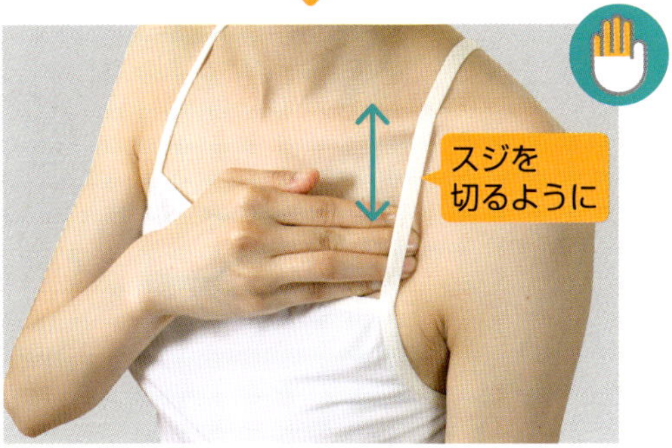

2 上下にさするか、円を描くようにもみほぐす。硬くなっている部分をもむとよい。肋骨があるので、強く押しすぎないよう注意する。

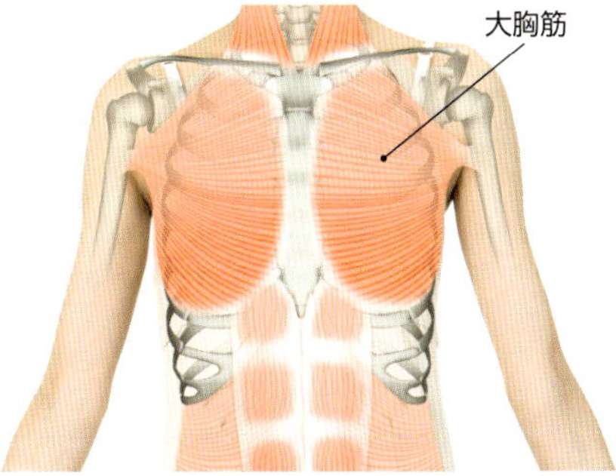

POINT
ストレスを感じていると、硬くなりやすい部位。胸部の緊張がほぐれると、自然と呼吸が楽になる。胃腸のはたらきもよくなるので、お腹が空く感覚があることも。肩甲骨の位置も矯正できる。左右差を比べながら行うとよい。

▶▶▶肩の痛みに効くその他のメニュー　肩甲骨マッサージ→90ページ

頭痛

頭痛には緊張型頭痛、片頭痛、群発性頭痛などがありますが、
ここではメンタルストレスや不良姿勢、
眼性疲労が原因となる緊張型頭痛を改善します。

頚《くび》つまみ

僧帽筋などたくさんの筋肉がある後頚部が
ほぐれると、頭痛の緩和が期待できる。

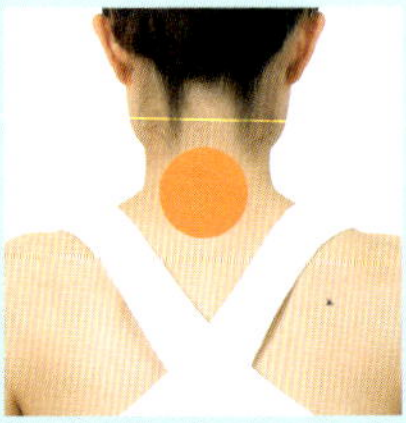

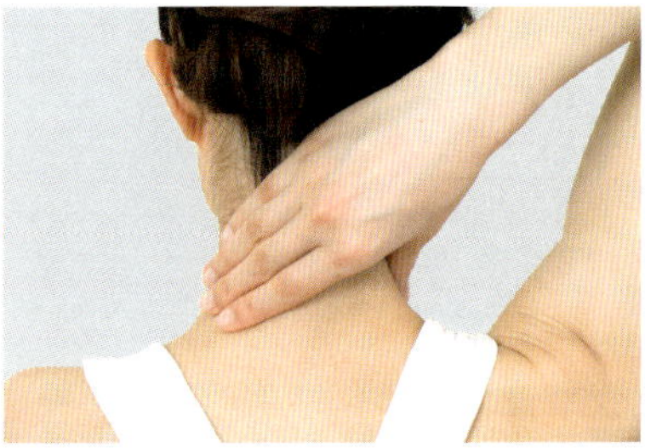

1 首の後ろに手をあてる。

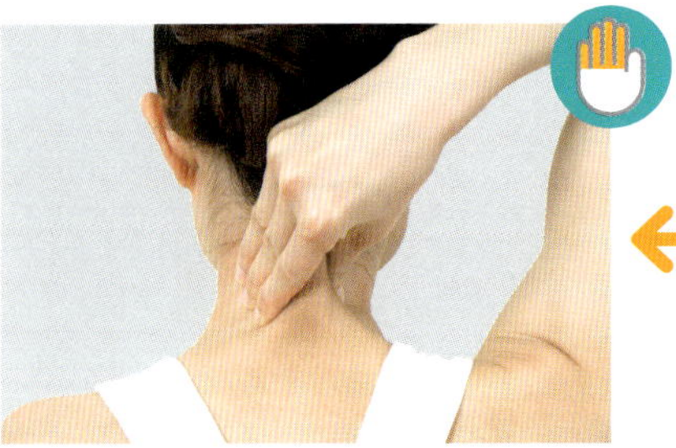

2 深いところから皮膚をつまむ。硬さがほぐれるまで無理なく続ける。痛みが強かったり、ゴリゴリした箇所があれば老廃物がたまっている可能性がある。

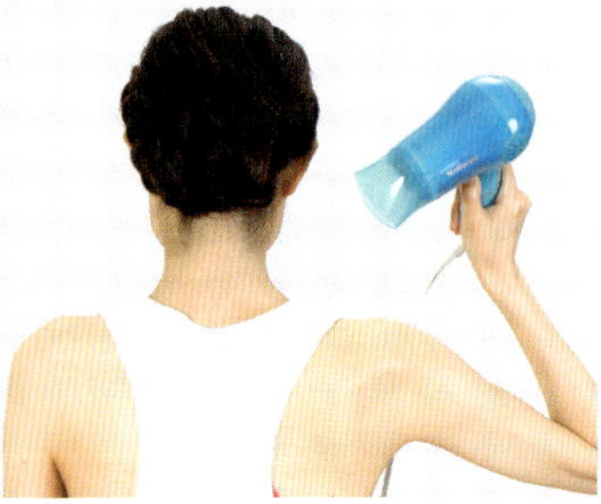

手が届きにくい首や背中は、ドライヤーで温めてもよい。筋肉だけでなく、ツボを温めることもできるので効果が高まる（ツボは137～139ページ参照）。近距離で長時間熱風を当て続けるとやけどする危険性があるので、50cm ほど離すこと。

腕のだるさ・しびれ

頭を支える斜角筋や肩甲骨まわりの緊張から起こるだるさやしびれに。パソコンやスマートフォンの使い過ぎで疲れた腕にも効果を発揮します。

斜角筋《しゃかくきん》マッサージ

頚椎と第１、第２肋骨をつなぐ斜角筋。
過度な緊張は姿勢と呼吸に悪影響。

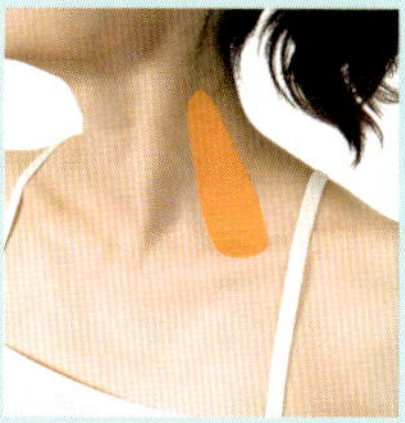

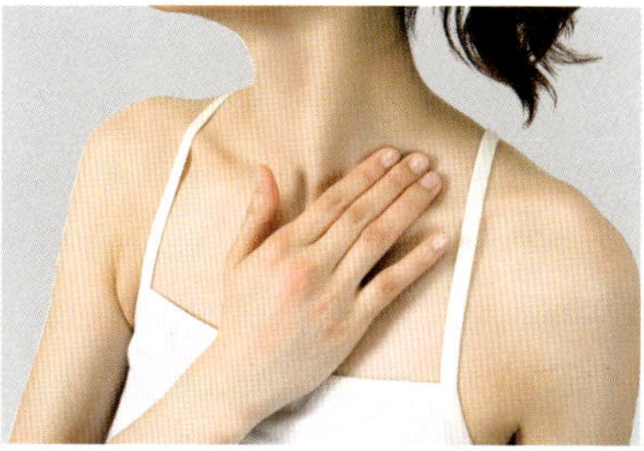

1 鎖骨の上のくぼみで、胸鎖乳突筋の外側に指を置き、腕を上げて筋肉の盛り上がりを確認する。この段階で痛みがあるなら行わない。

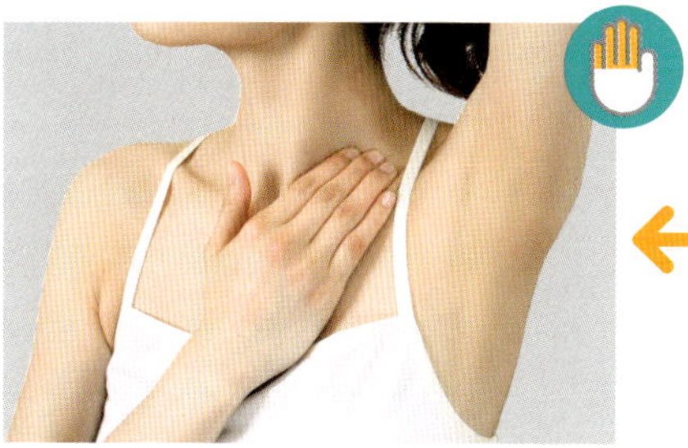

2 腕を上げたまま5～10秒、持続的な軽い圧をかける。気分が悪い人は中止する。

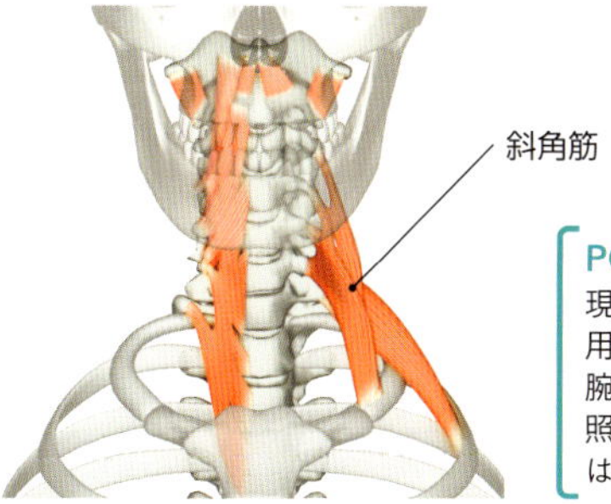

POINT
現代人はパソコンやスマートフォンの利用で、斜角筋が緊張しやすい。ただし、腕のしびれは背骨の疾患（126ページ参照）が原因の場合もあるので、長引く人は医療機関を受診したほうがよい。

▶▶▶腕のだるさ・しびれに効くその他のメニュー
肩甲骨マッサージ→90ページ／鎖骨下マッサージ→93ページ

胸《きょう》椎《つい》が関わる不調

不調①

胃もたれ・食欲不振→98ページ
胃痛→101ページ
＝
背中の緊張

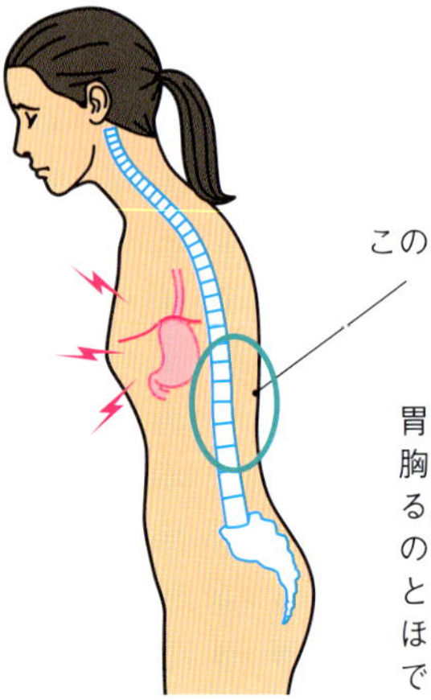

胃腸の機能が落ちると、胸椎中部〜下部が緊張する。このあたりには胃腸のツボも多く、脚の筋肉とも関わるのでそれらをほぐすことで改善が期待できる。

自律神経系の不調につながる

1章で述べたように、背骨と内臓は神経でつながっています。特に胸椎は自律神経との関わりが深く、胸椎が動きづらいなどの問題はメンタルや内臓のトラブルにつながります。

逆に、内臓のはたらきが落ちると、神経を通じて背骨の周りや肋骨につく筋肉が緊張します。すると、それらの筋肉に背骨が引っ張られ、スムーズに動けなくなり、ますます胃もたれや胃痛（不調①）などが生じやすくなります。心理的なトラブルが原因で背骨に悪

不調②

咳→104ページ
冷え→106ページ
アレルギー症状→108ページ
＝
胸椎上部のつまり

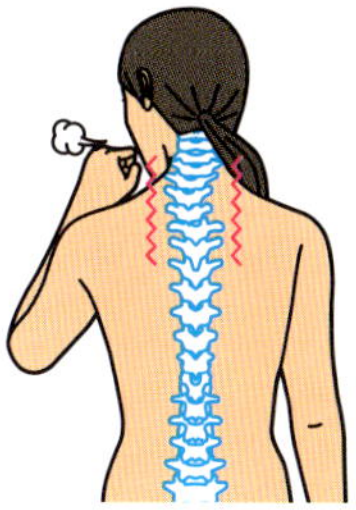

胸椎の上部のすぐそばには目や鼻と関わる神経の中継所があるため、胸椎のゆがみや可動性の低下はアレルギー系の症状や咳を悪化させることも。また、抹消の血流に関わる交感神経も出入りするので、手足の冷えとも関わる。

不調③

気分の落ち込み→102ページ
＝
猫背

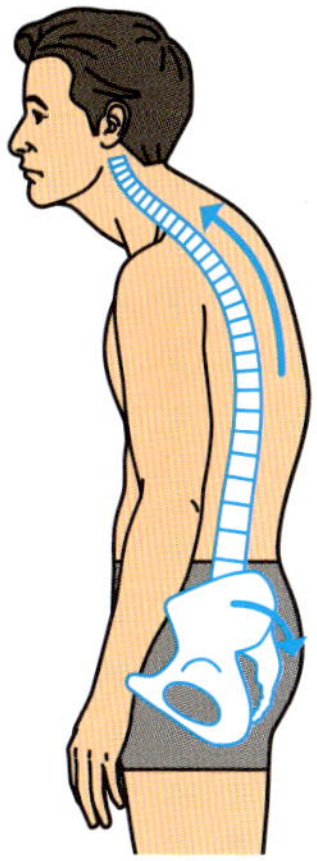

肩が丸まり、胸がふさがった姿勢になると、自然と気分も落ち込む。胸と肩を開き、姿勢をよくすると気持ちも前向きに。消化器系のはたらきを高めることも大切な要素になる。

い影響を与えることもあります。

また、胸椎を出入りする交感神経は、手足の指先など末端の血管に関係します。そのため胸椎のゆがみや可動性の低下は血流を滞らせ、冷え（不調②）の症状が出やすくなることも。さらに、胸椎上部の傍らには目や耳、鼻などの上気道と関わりが深い自律神経節があるため、鼻炎などアレルギー症状（不調②）を悪化させる原因にもなります。

そして、根深いのが姿勢との関わり。胸椎が動きづらくなると胸が開かず、姿勢が前かがみになってしまいます。この姿勢だと、人は自然と憂うつな気持ちに（不調③）。内臓が圧迫され、はたらきもますますダウン。呼吸が浅くなるので代謝も落ち、老廃物がたまりやすくなります。このような悪循環を断つには胸椎や周囲の筋肉をほぐし、やわらかく、動きやすい状態にすることが一番なのです。

胃もたれ・食欲不振

胃の機能が落ちると、背中が緊張し、神経でつながっている
胸椎周辺にも悪影響を与えます。食事の時間や内容が悪いと
肩こりや背中の痛み、腰痛を引き起こすこともあります。

足《あし》三《さん》里《り》ポイント マッサージ

胃腸のトラブルはもちろん、体力増強にも効果のあるツボ。疲れたときにも効果的。

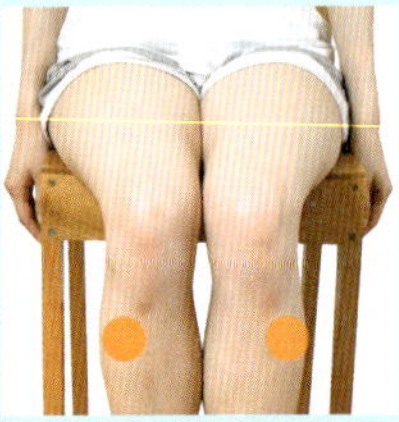

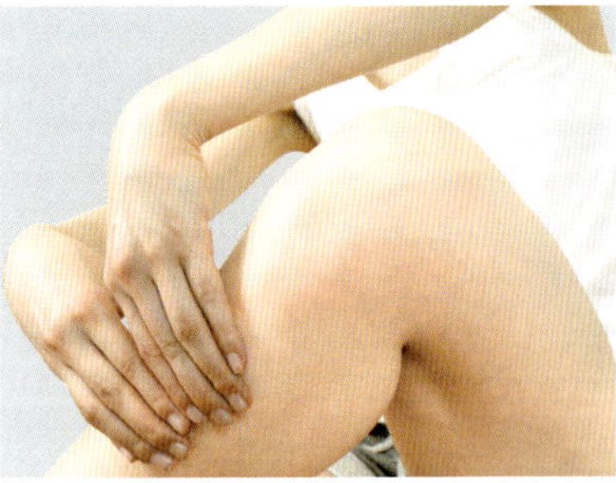

1 ツボの位置に４指をあてる。ツボの位置は「見つけ方」参照。

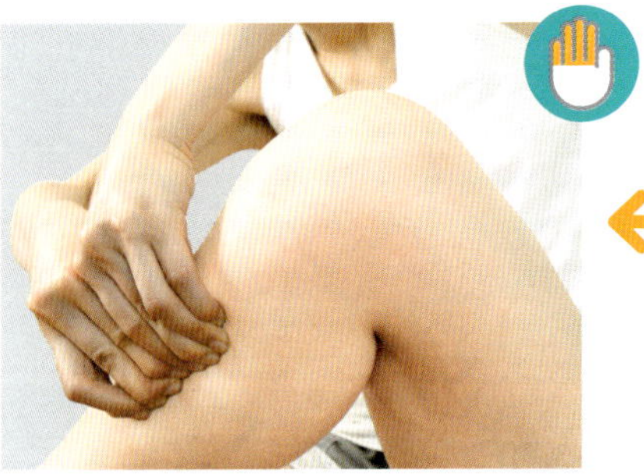

2 手首を手前に返すようにして圧をかける。３秒間圧をかけ、１秒休むというのを５～10回繰り返す。

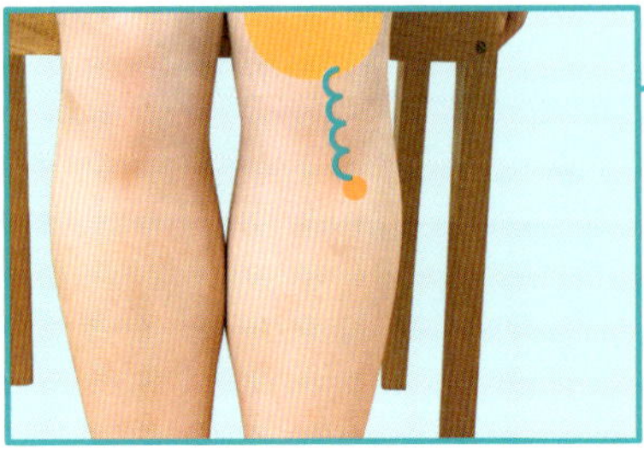

見つけ方

ひざの皿の下にある外側のくぼみから指４本分下がったあたり。少しの圧で痛みを感じるときは、消化不良や胃腸に負担がかかっている可能性大。

胃《い》兪《ゆ》・胃《い》倉《そう》ポイントマッサージ

その名の通り、胃腸の諸症状に効くツボ。
イスや壁にもたれることでも刺激できる。

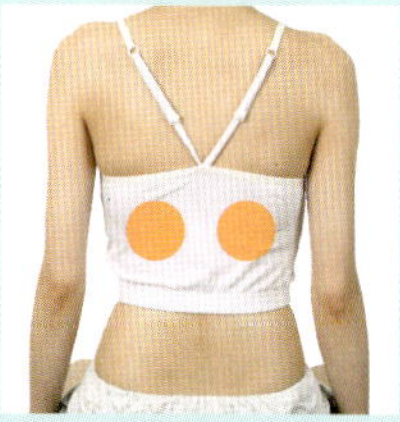

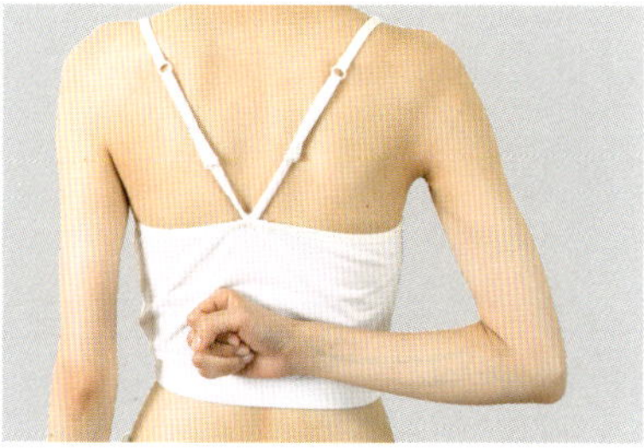

1 ツボの位置にこぶしをあてる。ツボの位置は「見つけ方」参照。

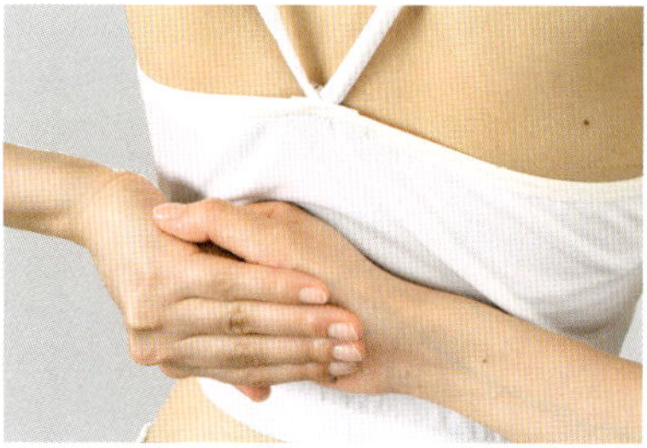

2 こぶしの上に反対側の手をあてる。

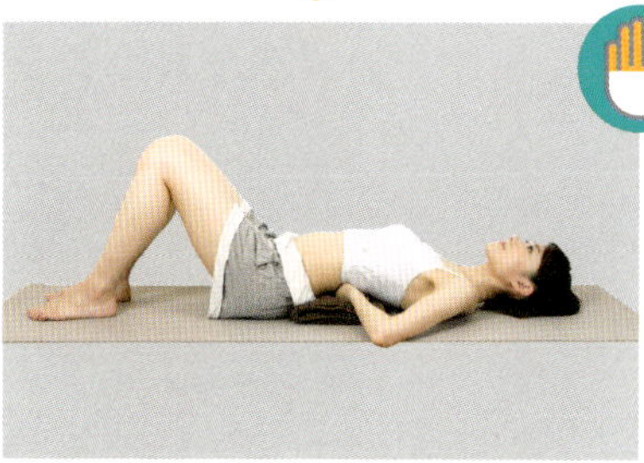

3 仰向けになり、手が痛くならない範囲で60～90秒、圧をかける。

強さを調整

足を上げることで、ツボにかかる力加減を調整できる。

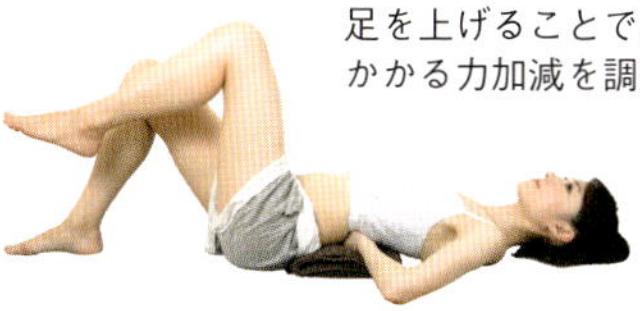

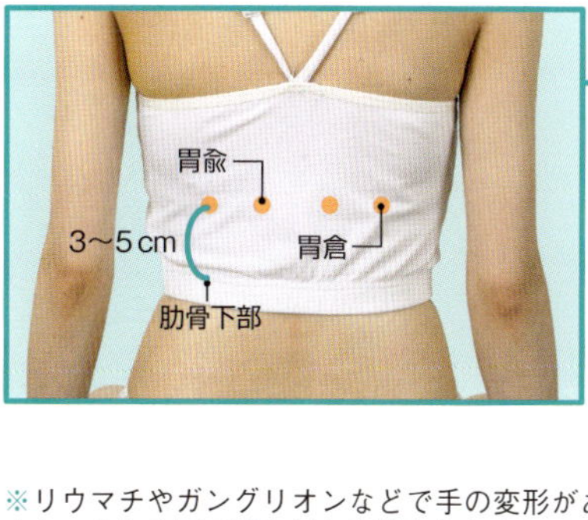

見つけ方

背中から肋骨の下部に触れ、そこから3～5cm上で、背骨の真ん中から親指の第一関節の1個半外側が胃兪。さらに親指の第一関節の1個半外側が胃倉。ある程度圧をかけるとお腹まで響いたり、胃の動きや空腹感を感じることもある。左のほうが反応が現れやすい。

※リウマチやガングリオンなどで手の変形がある方、骨密度が低い方は行わないほうがよいでしょう。また、少しの圧で痛みがある場合も中止してください。

ハートラインマッサージ

腕には上腹部につながる経絡（135ページ参照）が通っているので、膨満感や食欲不振にも効果的。

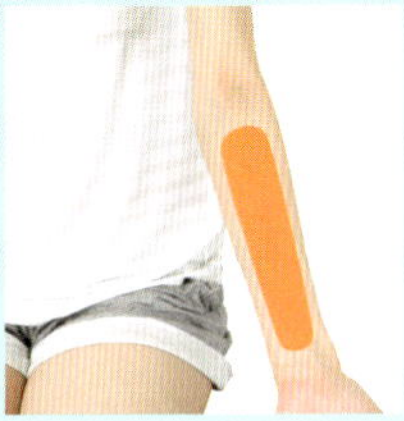

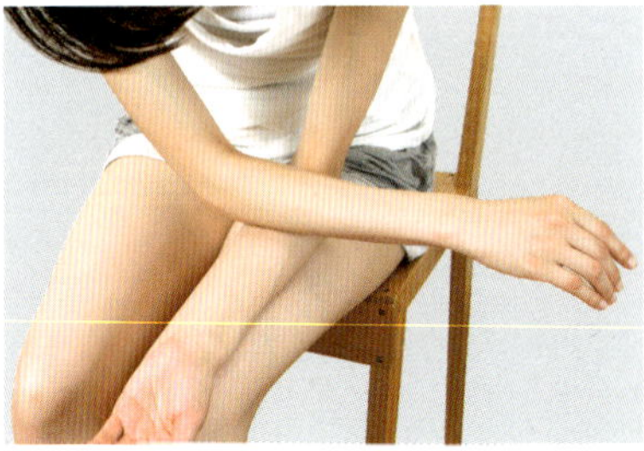

1 イスに座り、腕を太ももに預け、反対側のひじを前腕にあてる。腕の真ん中のラインで盛り上がっているか、押すと緊張の強い部分を探す。

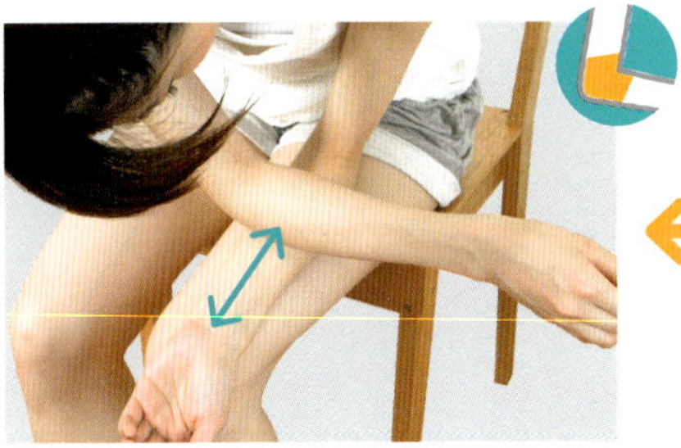

2 腕を前後に動かしてマッサージする。もしくは、垂直方向に3秒、持続的に圧をかけて、少し休むのを何回か繰り返す。指の腹で指圧するようにもんでもよい。

前腕《ぜんわん》ストレッチ

中医学で前腕は胸や上腹部とつながると考える。吐き気を抑えるのでつわりの軽減にも効く。

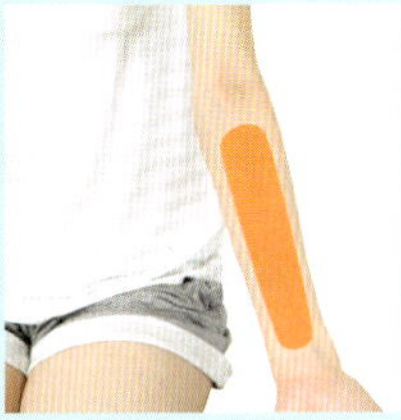

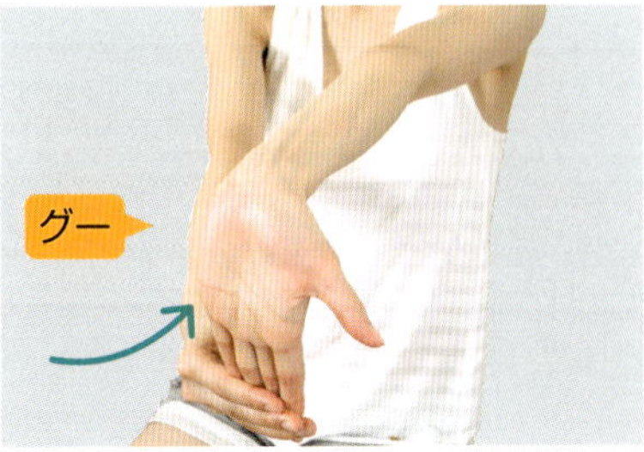

手のひらを上にして腕を伸ばし、反対側の手で指先を取る。指先を自分のほうに引き寄せ、前腕をストレッチする。

▶▶▶胃もたれ・食欲不振に効くその他のメニュー
中脘ポイントマッサージ→103ページ

胃痛

胃は神経で背骨とつながっているので、
胃が痛くなりやすい人は背中が張っていることが多いです。
胃の不調を整えて背骨も整えていきましょう。

期門《きもん》・梁門《りょうもん》ポイントマッサージ

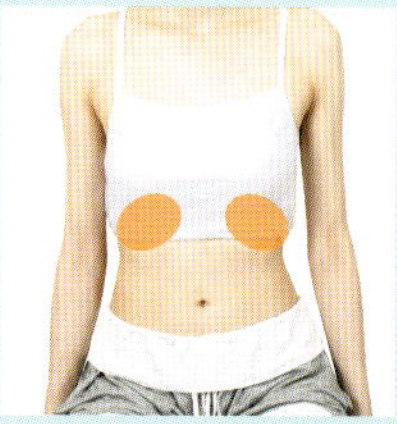

食べ過ぎや慢性的な不調に効く。
ツボ周辺を刺激し、内臓から背骨を健康に。

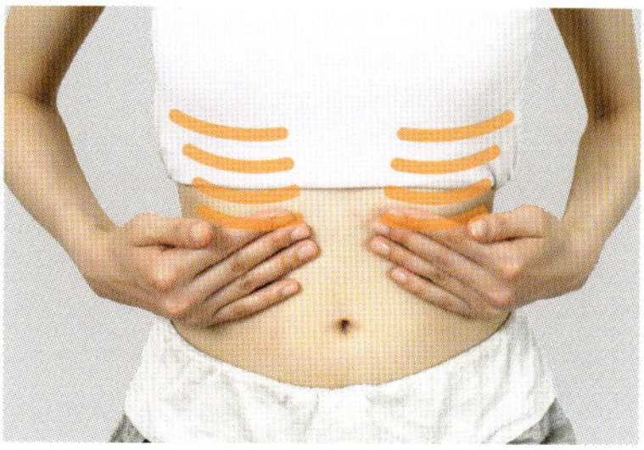

1 あばらの下部に手をあてる。

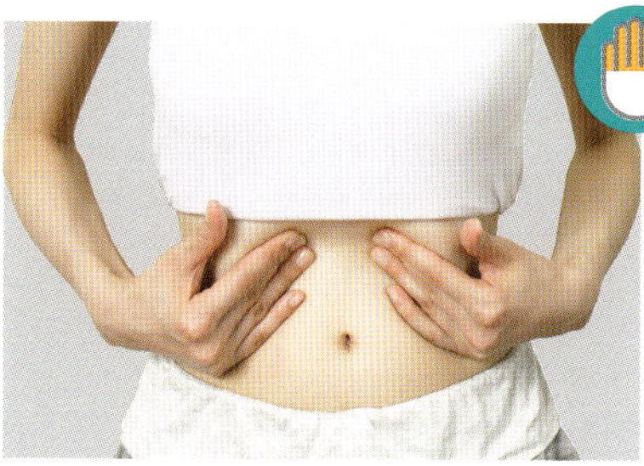

2 つまむようにして、期門から梁門をもみほぐす。

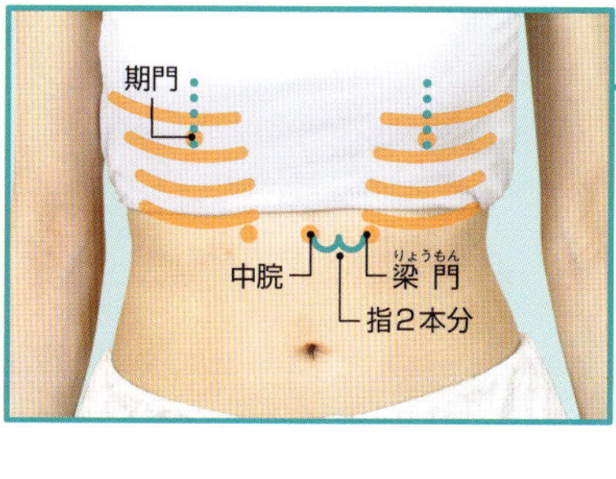

見つけ方

バストトップから真下にいき、第6、第7肋骨の間が期門。中脘（103ページ参照）から外側に指2本分外側が梁門。

▶▶▶胃痛に効くその他のメニュー

胃兪・胃倉ポイントマッサージ→99ページ／ひざ上マッサージ→118ページ

気分の落ち込み

気持ちが落ち込むとき、中医学では胃腸のはたらきが落ちていると考えます。姿勢も前かがみになり、ますます内臓の機能がダウン。背骨にも悪影響を及ぼします。

太衝《たいしょう》ポイントマッサージ

解毒作用のある肝臓のツボを刺激。
代謝を上げて、気分をスッキリさせる。

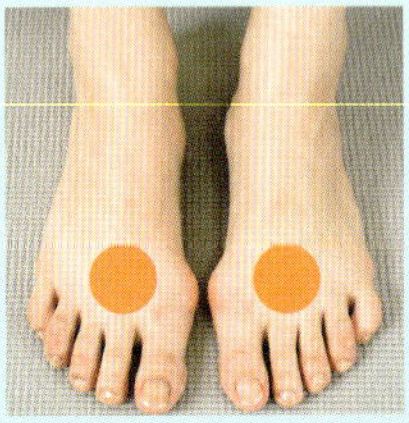

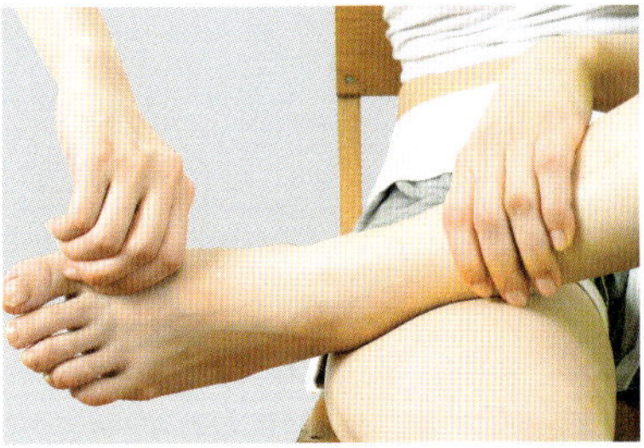

1 親指と人差し指で挟むようにツボに手をあてる。ツボの位置は「見つけ方」参照。

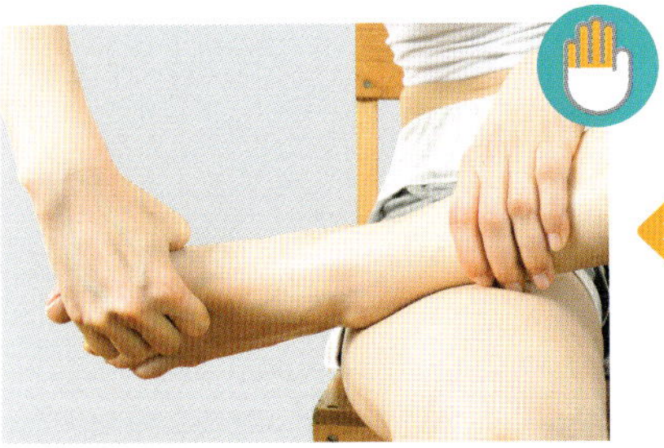

2 挟んだ圧はそのままに、手首を自分の胸のほうへ返すようにして圧をかける。3秒間圧をかけ、1秒休むというのを5～10回繰り返す。

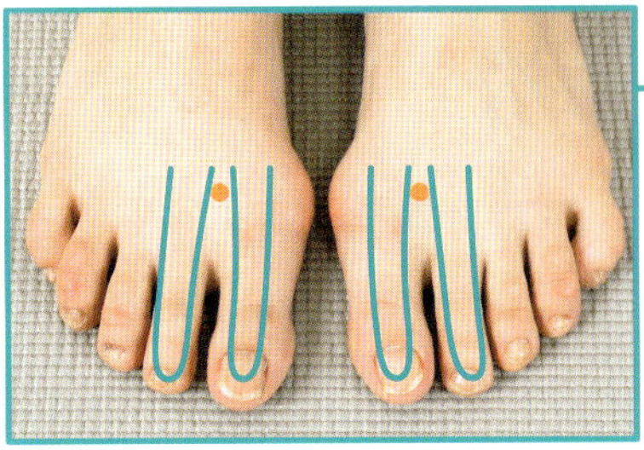

見つけ方

足の親指、人差し指の中足骨の間で、足首に向かって指を滑らせていき、止まるあたり。

中脘《ちゅうかん》ポイントマッサージ

消化器系の不調に効果的。消化機能を高めると姿勢がよくなり、気分の落ち込みがやわらぐ。

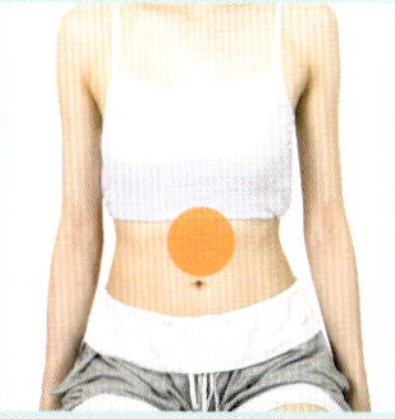

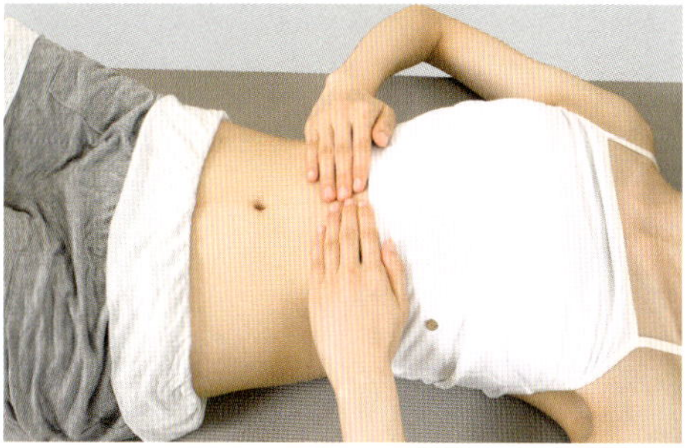

1 ツボの位置に指の腹をあてる。ツボの位置は「見つけ方」参照。

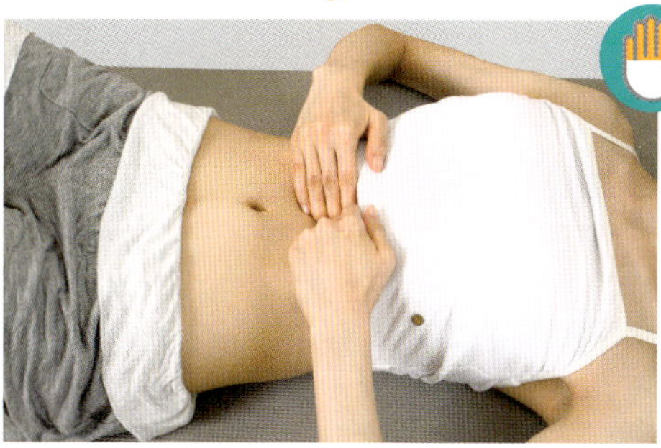

2 下に押しこむように圧を加え、自然な呼吸を10回繰り返す。

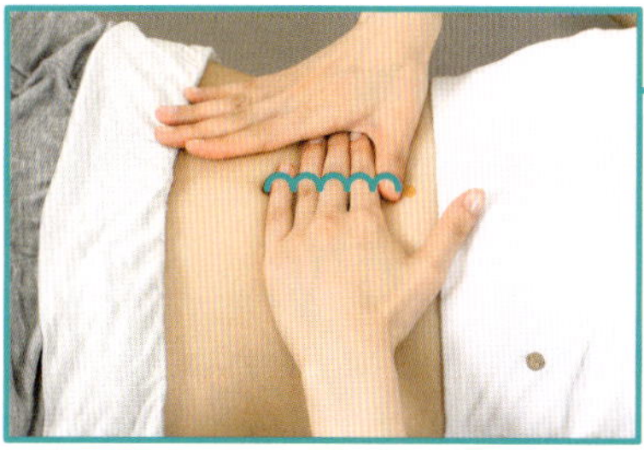

見つけ方

おへそから指５本分上。みぞおちとおへその中間あたり。胃腸のはたらきが低下していたり、気持ちがすぐれず食欲がないときは、ここにこりを感じることが多い。

▶▶▶気分の落ち込みに効くその他のメニュー

合谷ポイントマッサージ→108ページ／後頭部マッサージ→112ページ／ふくらはぎマッサージ→120ページ

咳

長引く咳は胸椎周りを硬くさせ、
アレルギーや精神的ストレスが関わる咳をますます助長させます。
呼吸器に効果的なツボで改善しましょう。

尺《しゃく》沢《たく》ポイントマッサージ

呼吸器系に効くツボで、肺の機能を活性化。
のどに潤いを与えて症状を緩和する。

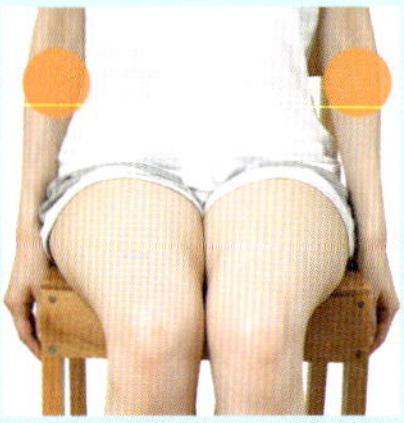

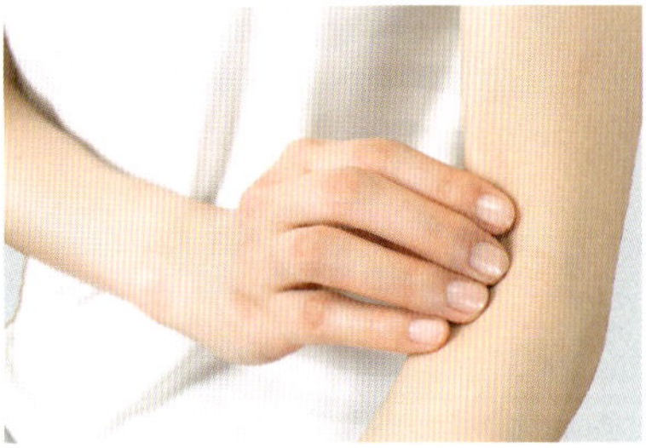

1 ひじの下に指を人差し指、中指、薬指の３指を添える。

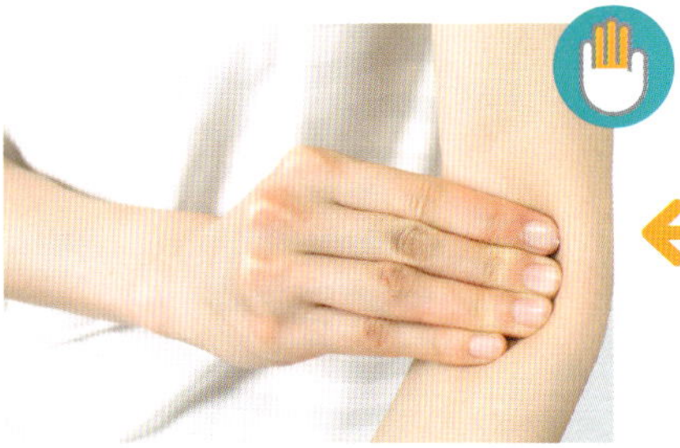

2 息を吐きながら圧をかける。他の部位と比べて明らかに痛みがある場合、やさしく持続的に５～10秒圧をかけては離す、というのを３回繰り返す。

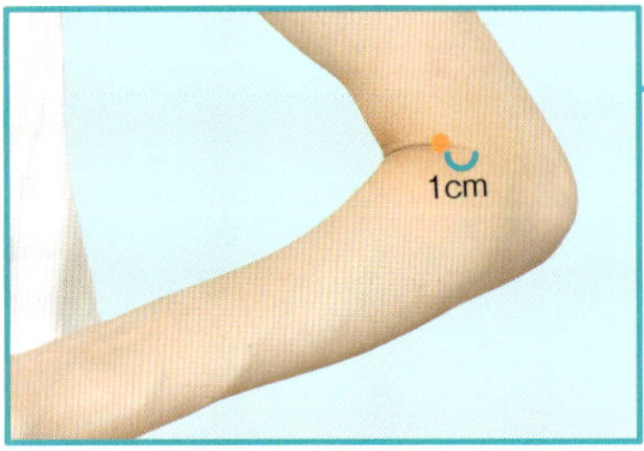

見つけ方

ひじを曲げたときにできるしわの外側の端から約１cm内側あたり。症状が出ているときは、痛みを感じる場合が多い。

肋間《ろっかん》マッサージ

縮こまりやすい肋骨の間をゆるめて、
肋骨の正常な動きを取り戻す。呼吸が楽になる。

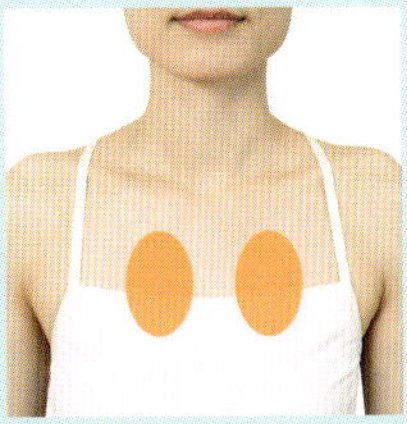

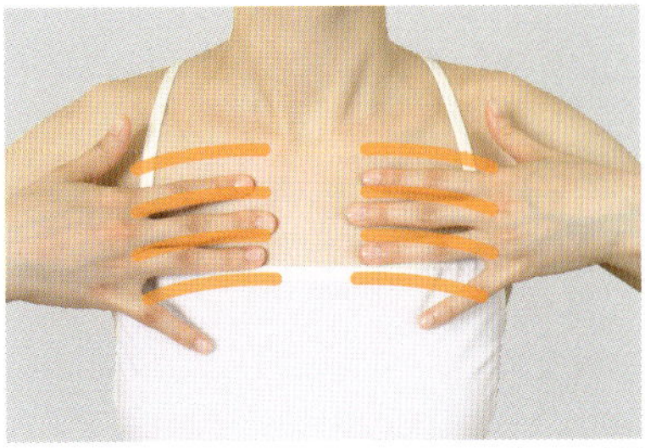

1 肋骨の１～４番のそれぞれの間で、体の中心から左右２、３cm外側の凹んだ部分を探し、指をあてる。

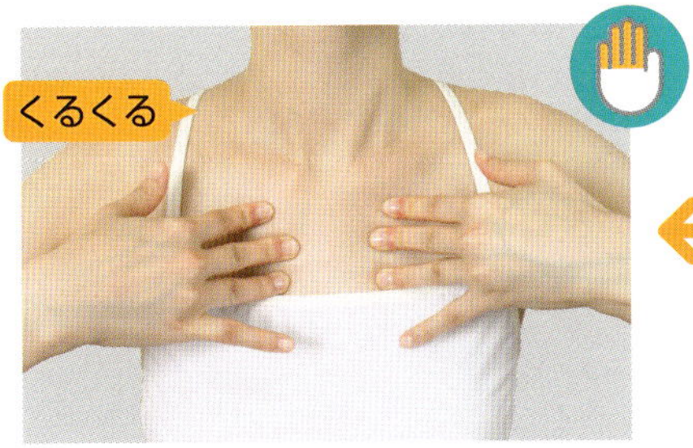

2 クルクル円を描くようにマッサージする。痛みを感じたら、そのポイントだけにしぼって30～60秒程度、軽く圧をかける。

背中つまみ

呼吸器やアレルギー症状と関わりが深い
胸椎の上部のツボを刺激し、症状を改善。

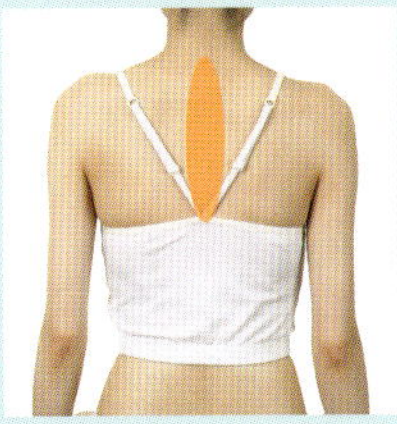

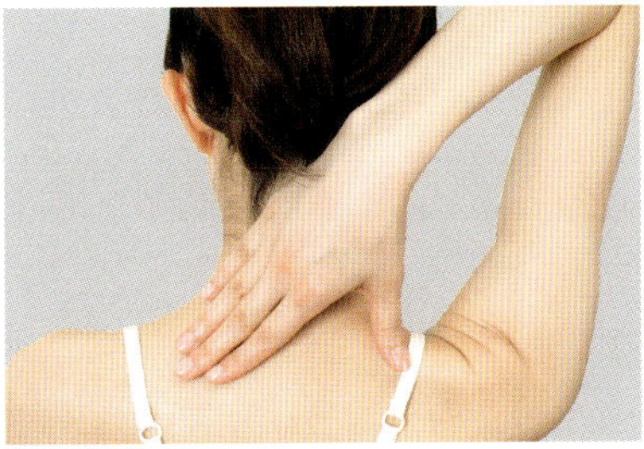

1 後ろに手を回し、背中に手をあてる。

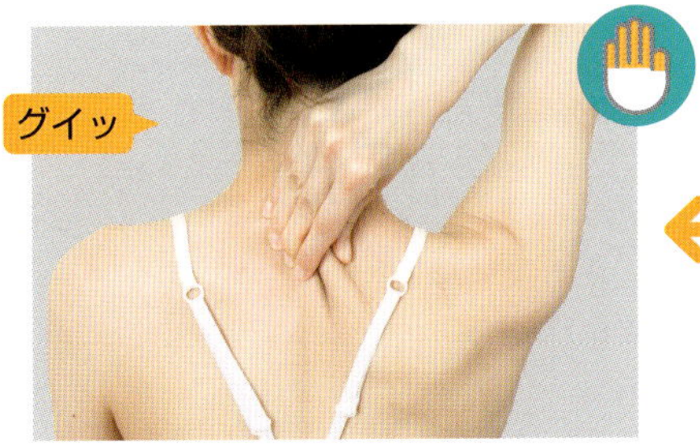

2 なるべく深いところから皮膚をつまみ、つまんで、離す……を繰り返す。60秒を目安に、一日２、３回行う。

冷え

胸椎、腰椎から出入りする自律神経が関わる血液循環の低下は、
女性に多い手足の冷えとして症状が現れます。
血流UPで免疫力も高めましょう。

関元《かんげん》ポイントマッサージ

活力をつかさどるツボを刺激して
冷えを解消する。

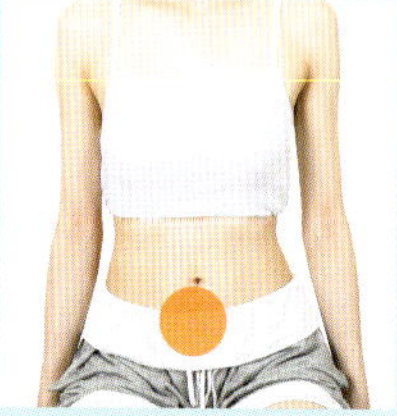

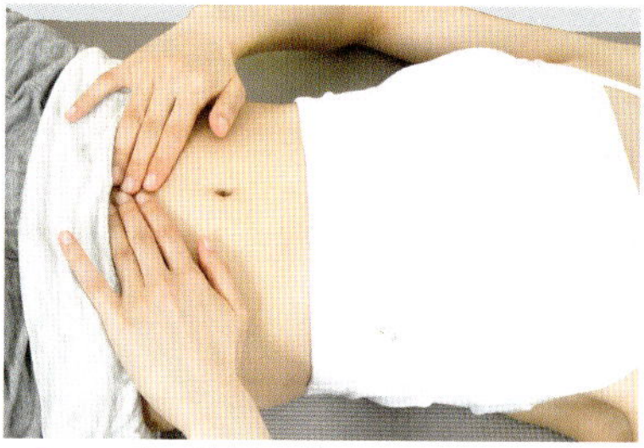

1 ツボの位置に指先をあてる。ツボの位置は「見つけ方」参照。

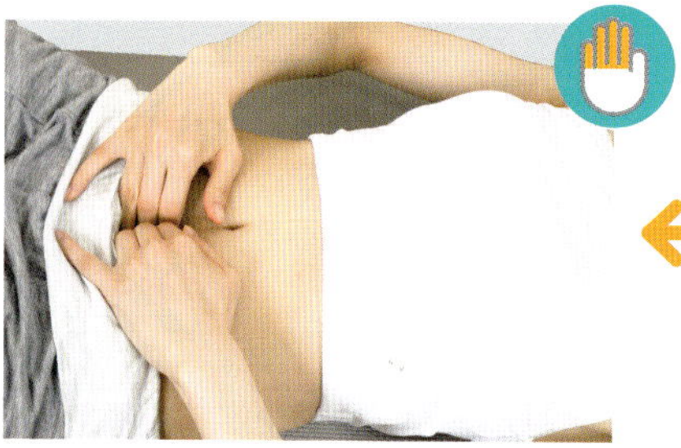

2 息を吐きながら、やさしく指先で圧をかける。その状態で、鼻から自然に10呼吸する。

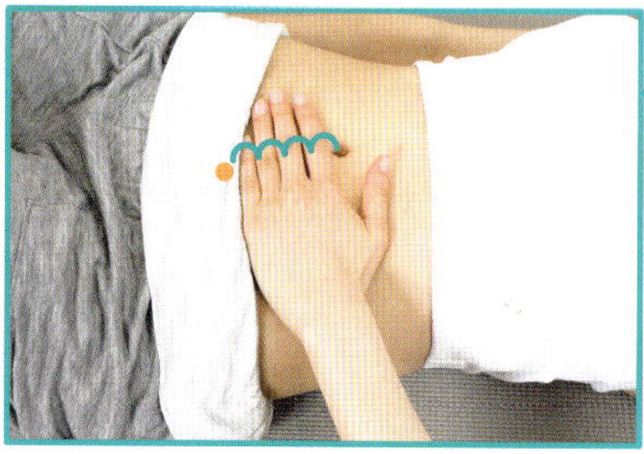

見つけ方

へそから指4本下のあたり。表面が力なくへこんでいる人は、活力が弱っている証拠だ。カイロなどで温めるだけでもOK。血管の拍動が強く感じられたり、痛みが強いときはひかえたほうがよい。

イメージング

手足を動かしながら血液が体内にめぐることを
イメージして、体を温める。

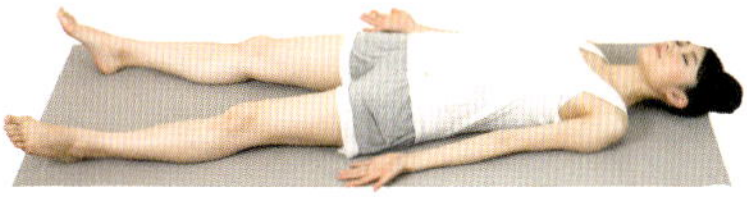

1 両手、両脚を軽く開いて仰向けになる。

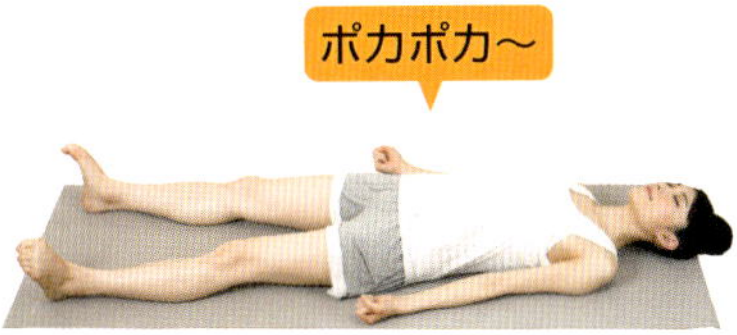

2 両手、両脚を強くにぎり、パッと離す。離したとき、血液が全身にめぐることをイメージする。手の動きに合わせて足首を立てたり、寝かせたりしてもよい。

上部胸椎ストレッチ

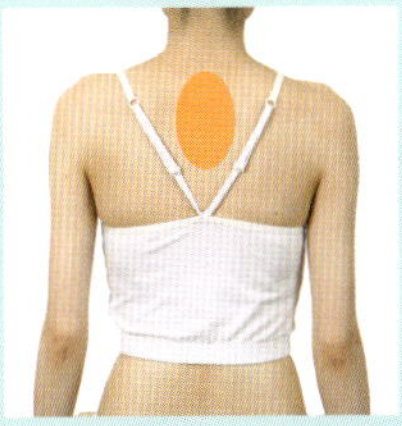

胸椎の可動性が高まると呼吸も楽になり、
体が温まる。姿勢の改善も期待できる。

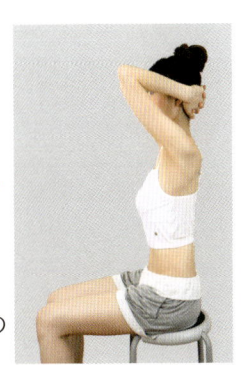

1
イスに座り、頭の後ろで手を組む。

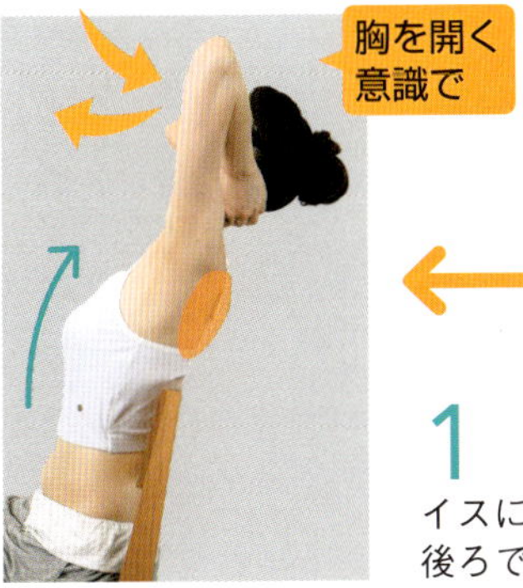

2
息を吸いながらあごを引き、ひじを広げる。同時に頭を手で押しながら、頭でも手を押し返す。息を吐きながら力をゆるめる。これを3〜5回繰り返す。

アレルギー症状

花粉症や鼻炎などの喉や鼻の不快な症状は、
上部胸椎のトラブルが関わっていることも。
特に「大人になって突然症状が出た」という方に有効です。

合谷《ごうこく》ポイントマッサージ

合谷は“顔の諸症状の万能のツボ”といわれ、鼻水や鼻づまりなどアレルギー症状にも効果がある。

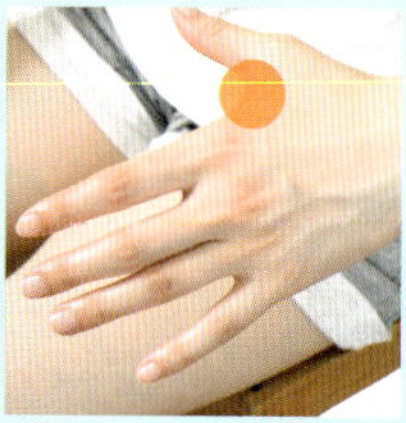

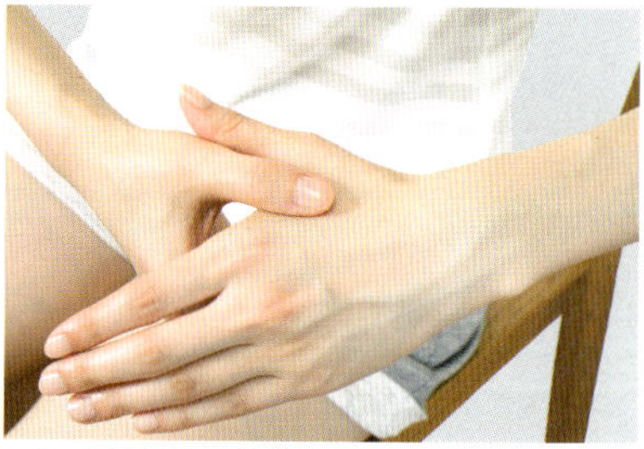

1 反対側の親指をツボにあてる。ツボの位置は「見つけ方」参照。

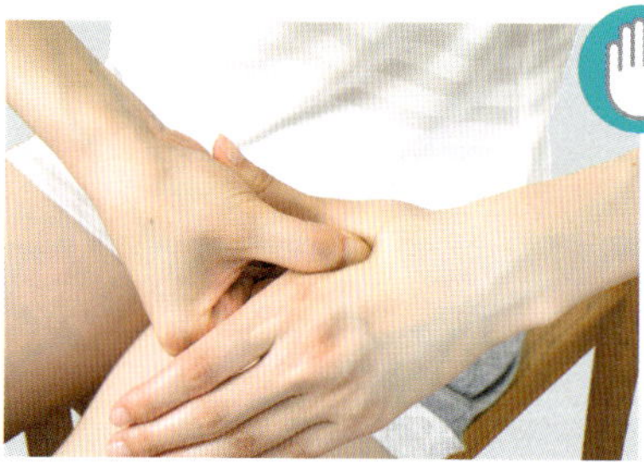

2 少し気持ちいい程度の圧を10～30秒かける。下の指で受け皿を作ることで、親指の圧が入りやすくなる。クルクル円を描くように刺激してもいい。

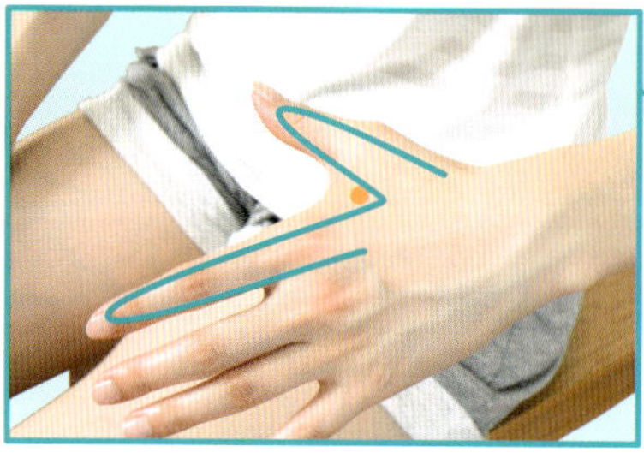

見つけ方

手の親指、人差し指の間にある骨の間で、手首に向かって指を滑らせていき、止まるあたり。

曲《きょく》池《ち》ポイントマッサージ

じんましんなど皮膚に現れるアレルギー症状に使われるツボ。肩の痛みにも効果的。

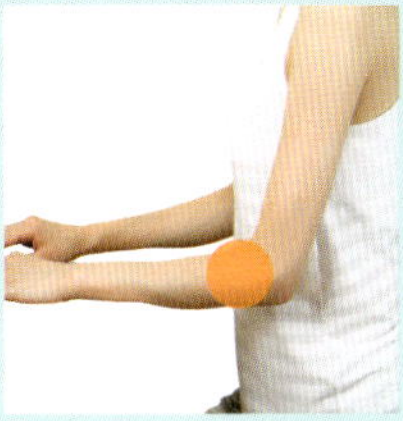

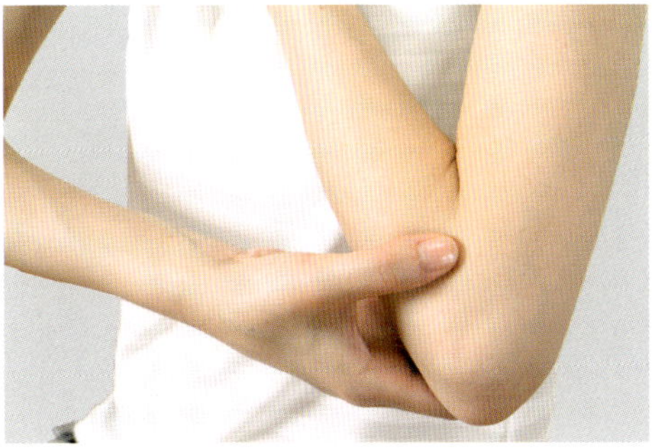

1 ツボの位置に親指をあてる。ツボの位置は「見つけ方」参照。

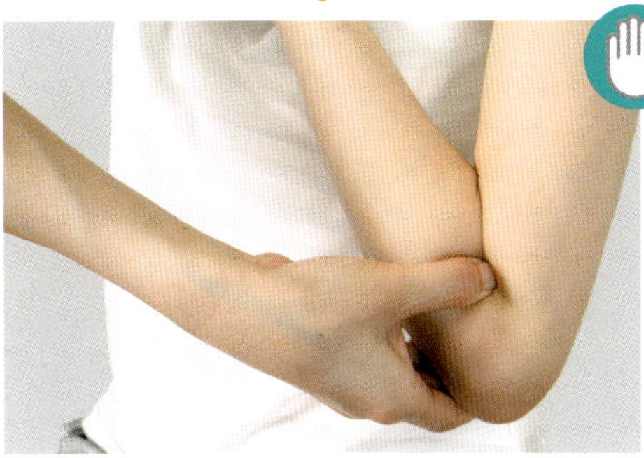

2 親指で圧をかける。3秒押して、3秒休むのを3回繰り返す。

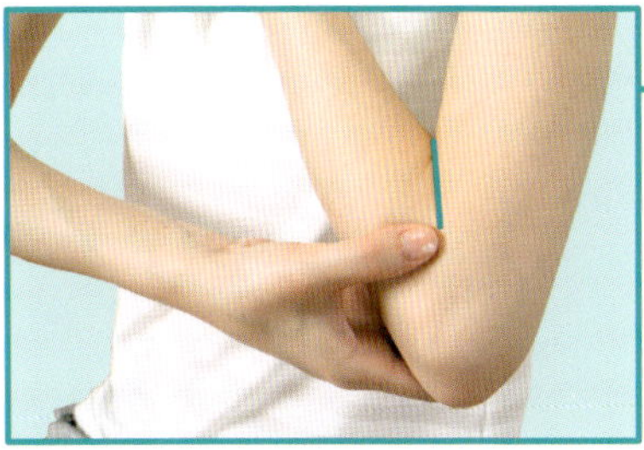

見つけ方

ひじを曲げたときにできるしわの終わるところと骨の間のくぼみ。多くの人がやや強い痛みを感じるので、くれぐれも強く押しすぎないように。

▶▶▶アレルギー症状に効くその他のメニュー

背中つまみ→105ページ／後頭部マッサージ→112ページ

腰椎《ようつい》・仙骨《せんこつ》が関わる不調

おしりや太ももの筋肉が不調の原因

腰椎・仙骨が関わる不調といえば、やはり腰痛（不調①）。かつては椎間板が潰れるなどの変形によって起こるとされていましたが、近年の捉え方は変わりました。専門家などの所見ではっきりわからないような慢性的な腰痛の主な原因は、心理的な問題や内臓の不調、さらには不良姿勢や間違った動作が引き金で起こるおしりの筋肉（臀筋群）の緊張です。腰は上半身を支える要ですが、胸椎と違って肋骨につながっていないぶん不安定で

不調①

腰痛→112ページ

＝

臀筋の硬化

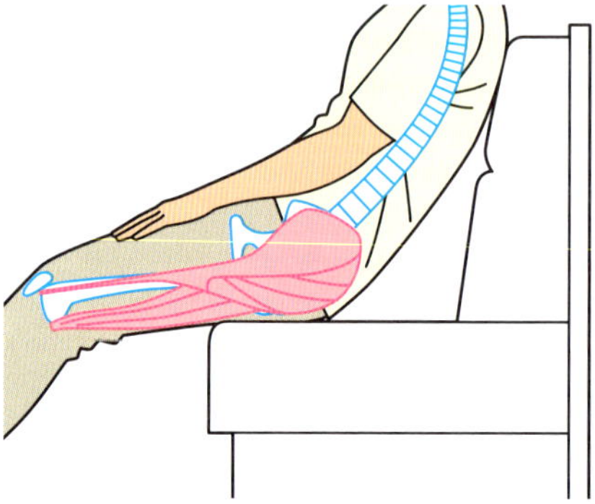

脚を出して椅子に浅く座ると骨盤が後傾する。この姿勢はハムストリングを硬く短くさせ、椎間板への負担が大きい。安定させようと、おしり（臀筋群）や腰の筋肉が過剰にはたらき、腰痛の原因になる。

不調②

ひざの痛み→118ページ

＝

大腿四頭筋の硬化

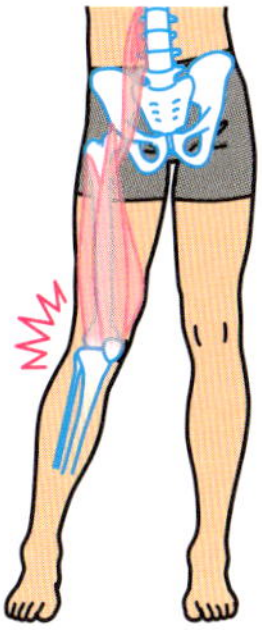

大腿四頭筋など股関節周りの筋肉が硬くなると、脚のねじれが起こる。そして立位や歩行においてひざに負担がかかり、痛みの原因に。足首のケガを放置しておくこともひざに影響する。

不調③

脚のつけ根の痛み→117ページ
脚のだるさ・しびれ→120ページ

＝

腸腰筋の硬化

腸腰筋の硬化が痛みの原因に。股関節と足首の位置が悪い場合も要注意。

不調④

便秘→122ページ／痔→124ページ

＝

腰椎・骨盤のゆがみ

腰と骨盤のゆがみは腸のはたらきに影響し、血流が悪くなることも。座り方や運動不足も悪影響を及ぼす。

す。そのため周りの筋肉がサポートしてくれる状態が理想ですが、それらがこわばっていると腰椎に負担が集中することになります。それにより、痛みが発症するのです。

また、デスクワークなどで悪い姿勢のまま座り続ける生活を続けると、おしりの筋肉をはじめ太ももなど下半身の筋肉が硬くなり、骨盤をゆがませます。また、ひざを安定させる太ももの筋肉が硬くなるとひざの痛み（不調②）、腰椎と骨盤をつなぐ腸腰筋や骨盤と股関節をつなぐ臀筋群などが硬くなると脚のだるさやつけ根の痛み（不調③）を引き起こします。もっとも、過去のケガや生まれつきの骨格が原因になることもあります。そして、下半身の筋肉が硬くなり、腰を支えられなくなると、腰椎や骨盤がゆがみ、骨盤内での腸のはたらきが低下して便秘や痔（不調④）の症状を悪化させることもあります。

腰痛

腰痛は腰椎や下半身の筋肉のおとろえや、内臓の不調が主な原因。
マッサージと合わせて背骨リセット（46ページ参照）と
体幹エクササイズ（76ページ参照）も行うとより効果的です。

後頭部マッサージ

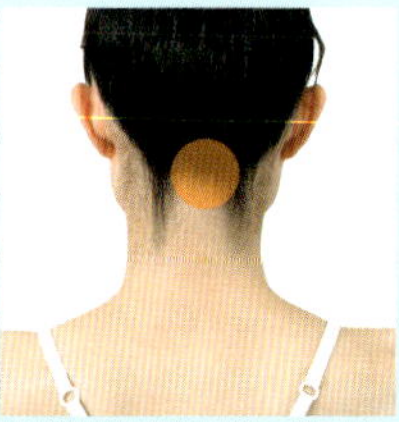

後頭部（後頭下筋群）をもむと背中の筋肉がほぐれ、
背骨の負担が減り、腰痛の改善になる。

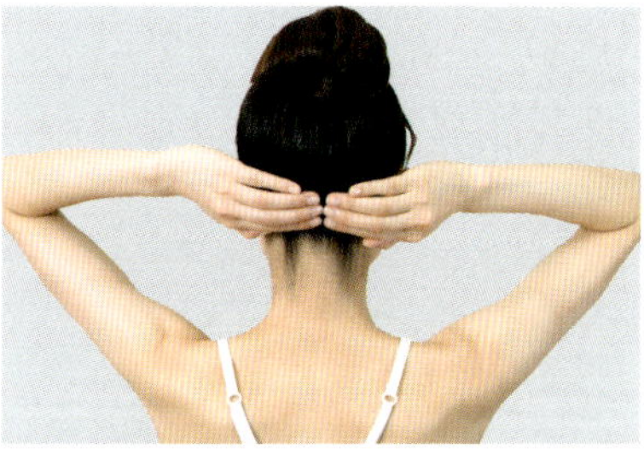

1 後頭部のくぼみに沿わせて両手の指先をあて、左右に隆起する筋肉を感じる。

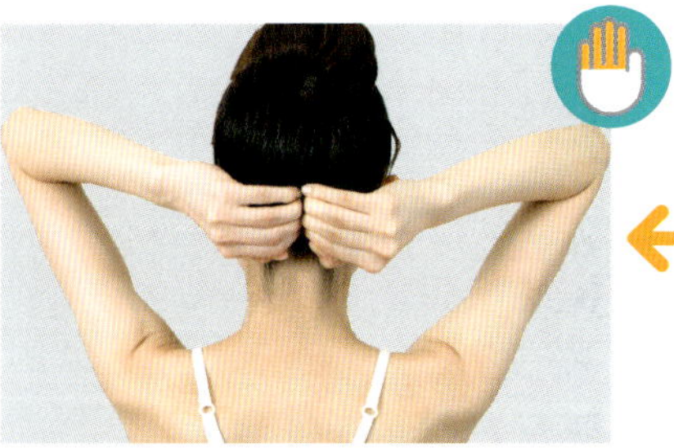

2 頭を後ろに倒し、頭の重さを使ってやさしく持続的に圧をかける。

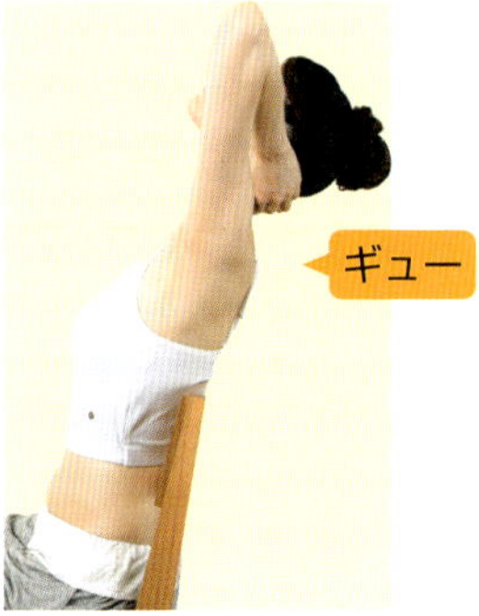

背中につながる筋肉の始点になる部位なので、ここが張ると姿勢も悪くなり、腰痛の原因に。イスの背もたれを利用すると行いやすい。仰向けに寝ても刺激できる。

仙骨調整

仙骨のゆがみも腰痛の原因になる。
繊細な部位なので強く刺激しすぎないように。

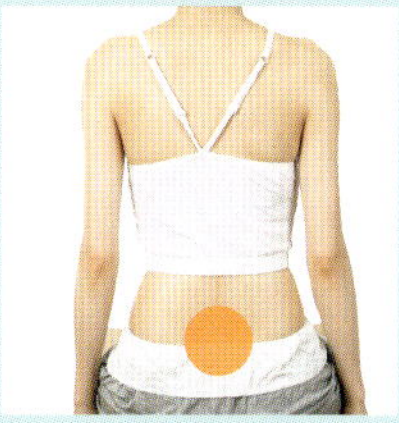

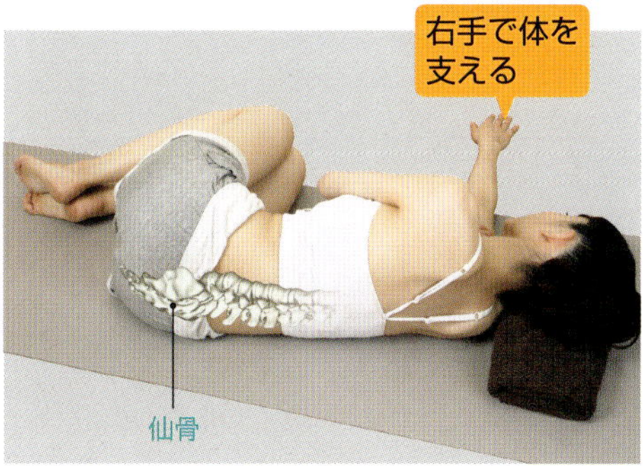

1 右側を下にして横向きに寝る。頭の下に丸めたタオルを入れて枕にする。

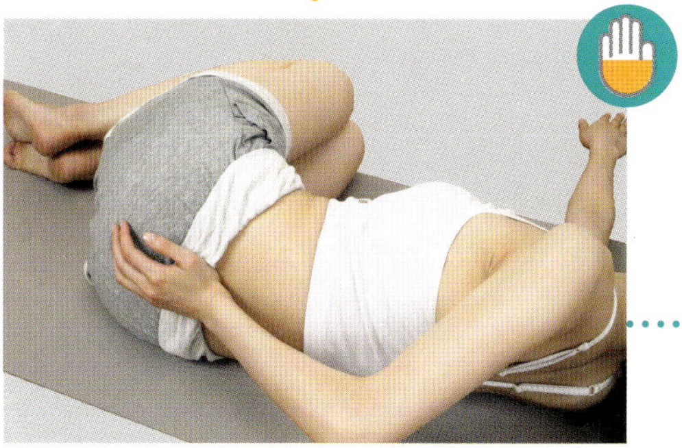

2 仙骨に手根（手のつけ根）をあて、上下にゆするようにして持続的に圧をかける。

☐ 体感 Check

腰の下部の痛みが解放されていくのを感じられる人は、反腰や、仙骨の可動性が減少している可能性がある。

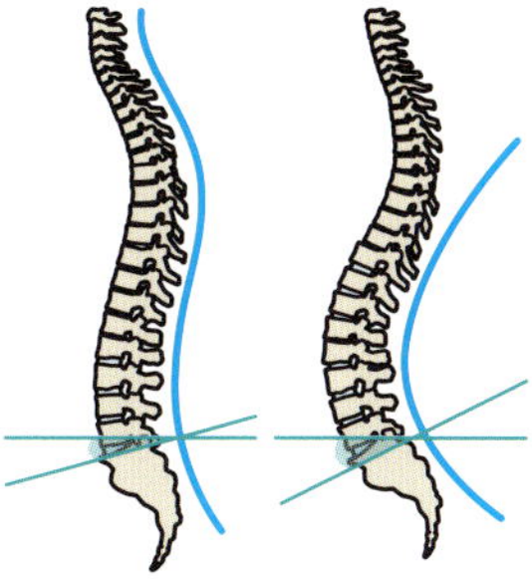

健康な背骨　反腰の背骨

POINT

仙骨は腰椎と連携し、体のバランスをとっている部位。仙骨が前に傾いている人ほど、腰椎とのカーブが大きくなり反腰になる。

足首・かかとマッサージ

中医学では、足首は腰とつながっていると考える。体の土台なので背骨への影響も大。

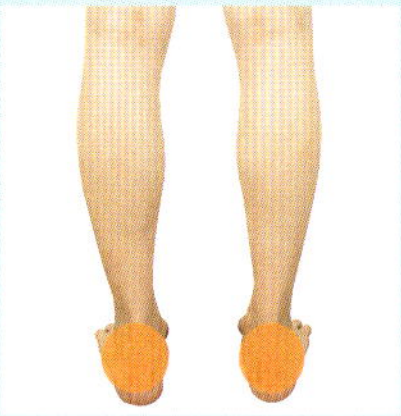

足首のマッサージ

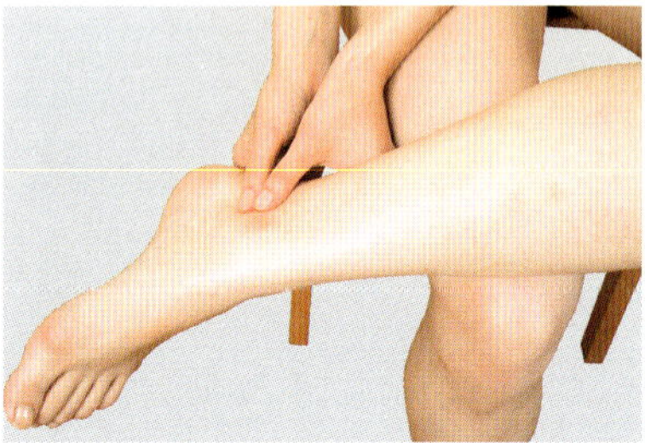

1 くるぶしの上に両手の親指をあてる。

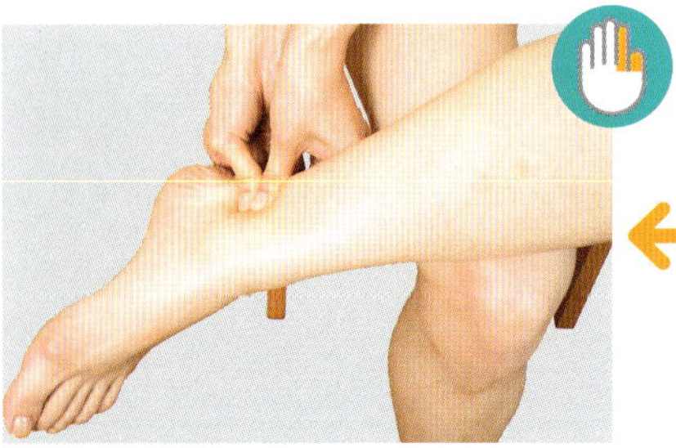

2 気持ちよい範囲で圧をかける。

□ 体感 Check

明らかに腰の片側が重くてだるいとき、同じ側の足首が軽い圧でも痛みを感じることがある。

かかとのマッサージ

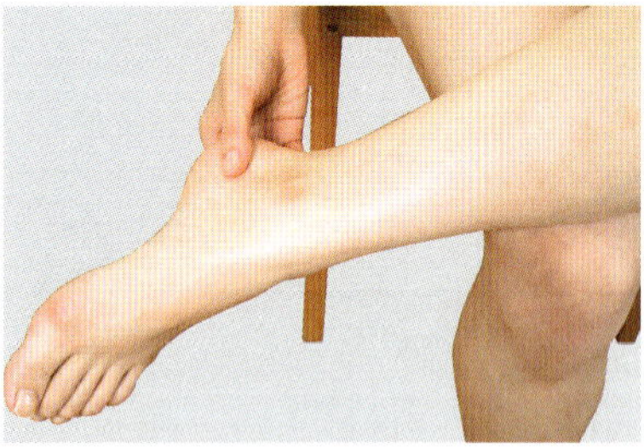

1 かかとを挟むように手をあてる。

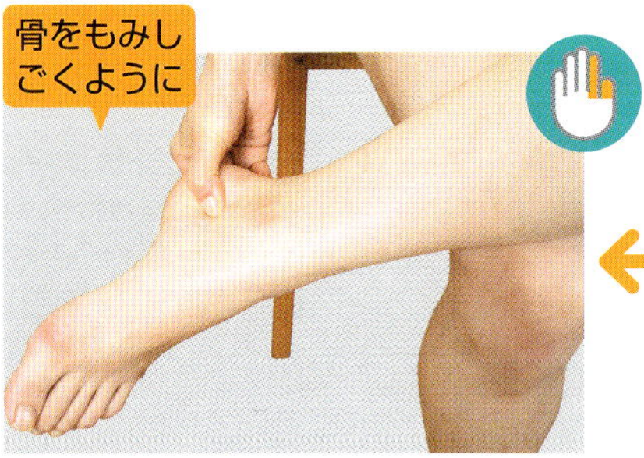

2 骨をマッサージするように圧をかける。

□ 体感 Check

かかとに痛みがある場合、同じ側に腰痛がある可能性も。

足裏マッサージ

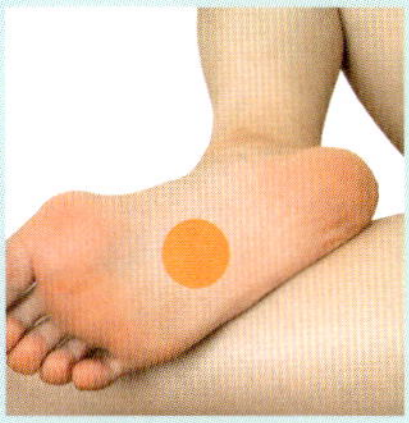

ツボや反射区が密集する足裏は腰痛にも効果がある。ひじで全体をほぐすのもよい。

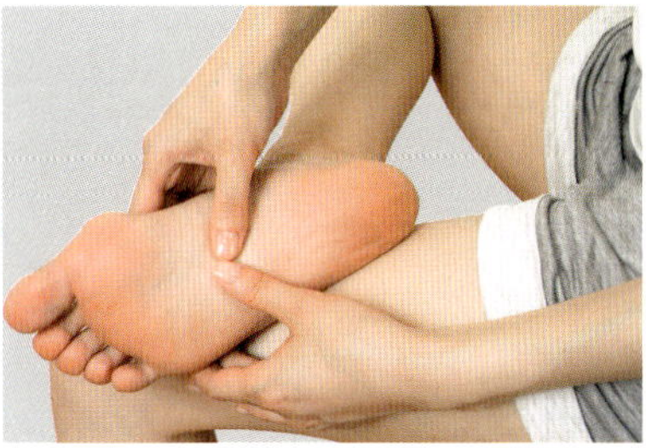

1 足裏の中心あたりに両手の親指をあてる。イスに座るとやりやすい。

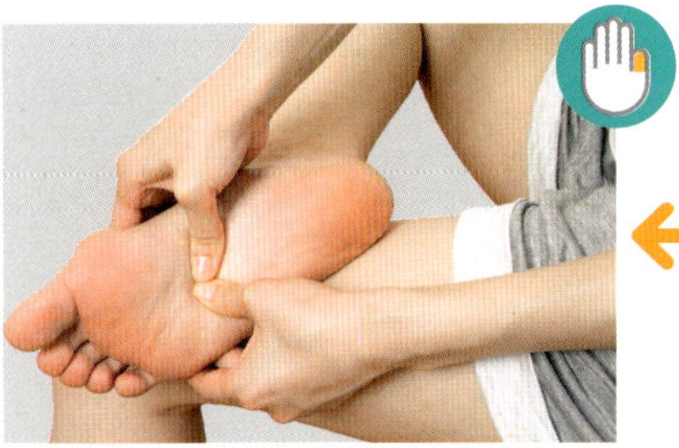

2 息を吐きながら３秒間圧をかけ、１秒休むというのを5～10回繰り返す。腰痛を感じる側に特に痛みや硬さがあれば、そちらを多めにマッサージする。

腸《ちょう》腰《よう》筋《きん》マッサージ

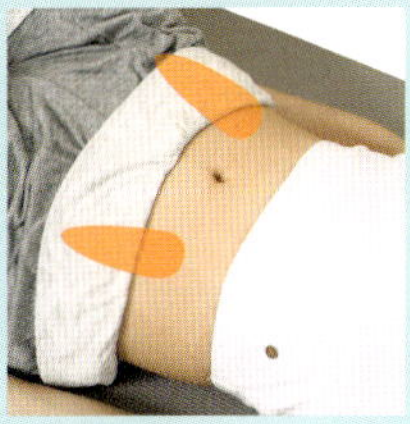

足腰の健康と密接に関わり、上半身と下半身をつなぐ筋肉をマッサージで刺激する。

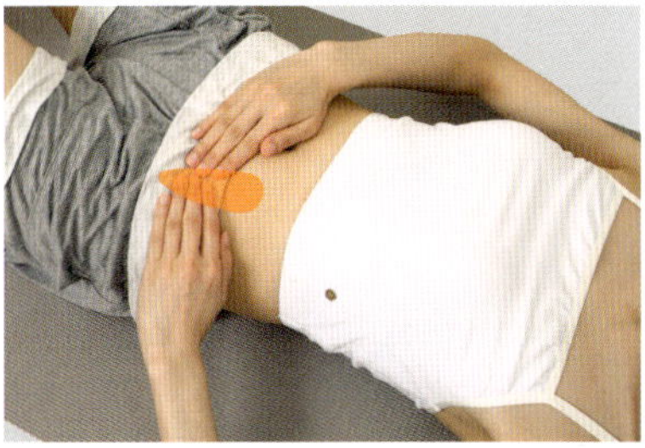

1 ひざを立てて仰向けになり、骨盤の前側の突起の２～３cm内側に指先をあてる。わかりづらければそけい部に触れ、足を少し上げたとき硬く緊張したところが腸腰筋。

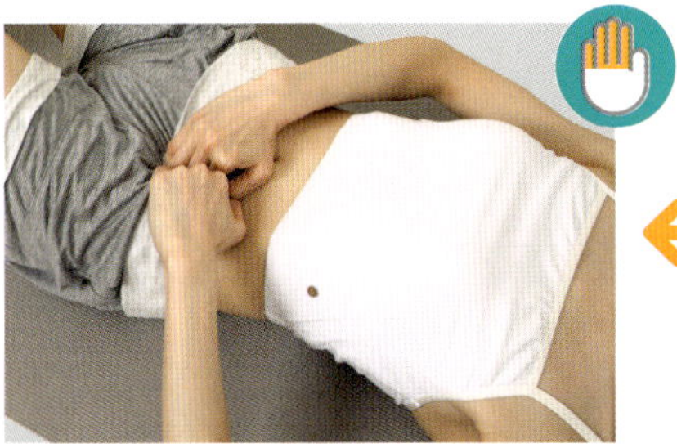

2 指先を立てるようにして30～90秒、持続的な圧をかける。血管の拍動部は押さないように。

ひざ裏マッサージ

ひざ裏のツボ、委中(いちゅう)は腰を曲げたり
反らしたりしたときに起こる痛みに効果がある。

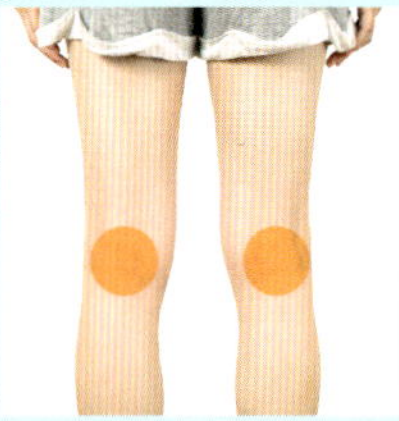

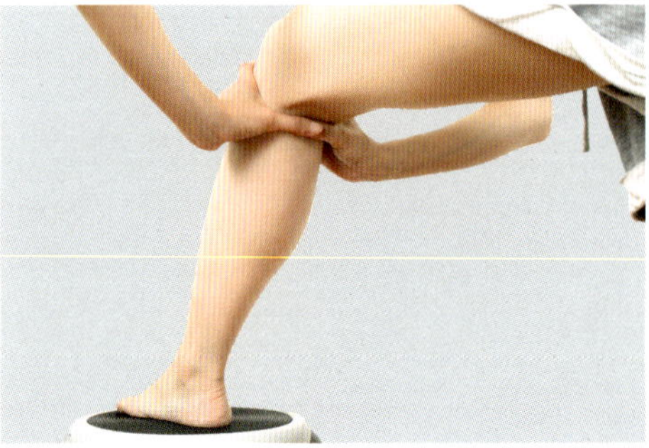

1 イスなど台の上に足をのせ、曲げたひざの裏に親指をあてる。指の腹がすねの正面に向くようにする。

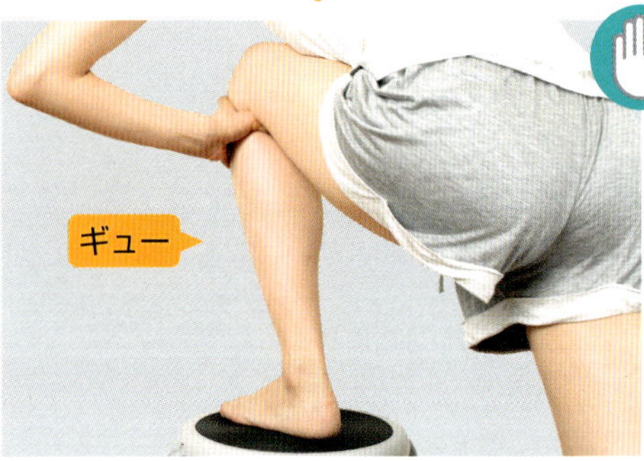

2 ひざを曲げていき、親指でひざの裏に圧をかける。指が痛むようなら行わない。

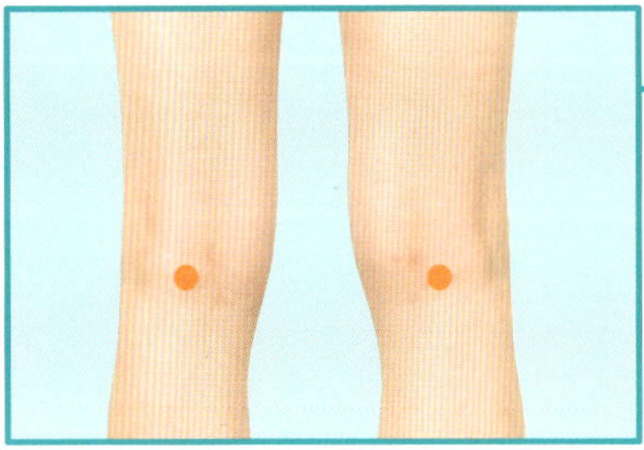

見つけ方

「委中」のツボはひざの裏の横じわのほぼ中央。

▶▶▶腰痛に効くその他のメニュー
ひざつきストレッチ→71ページ

脚のつけ根の痛み

中高年が抱える不調で多い、脚のつけ根や股関節の痛みは、背骨の老化が原因で起こることも。放置すると、歩行障害などさらなるトラブルを引き起こすことがあります。

症状別セルフマッサージ 4

臀筋（でんきん）マッサージ

「歩く」「立つ」に欠かせない筋肉（主に中臀筋、小臀筋）をゆるめ、脚の緊張をやわらげる。

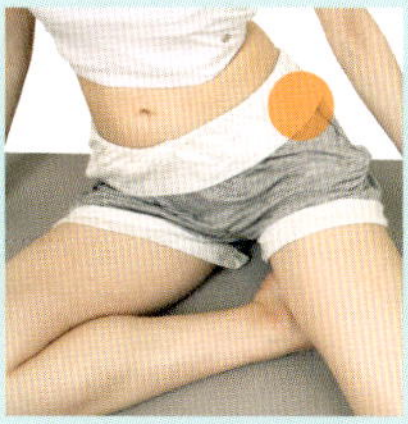

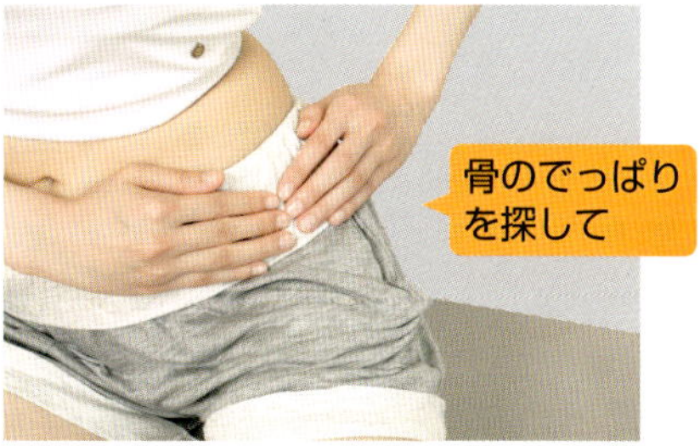

1 骨盤の前にある骨の出っ張った部分より後ろ側に指先をあてる。
→ 骨のでっぱりを探して

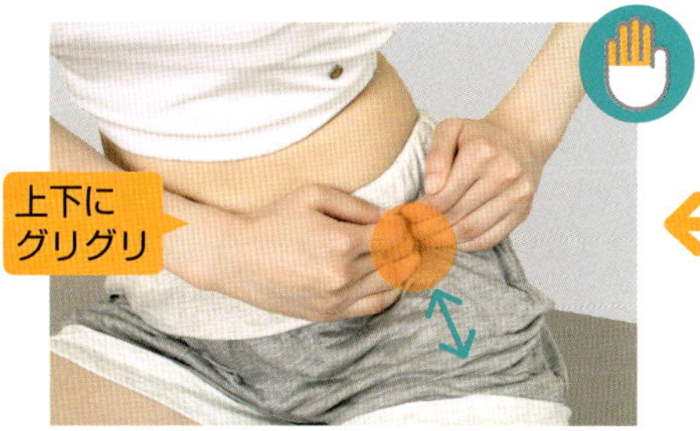

2 指先を合わせるようにして圧をかける。上下に動かして刺激してもよい。
→ 上下にグリグリ

臀筋

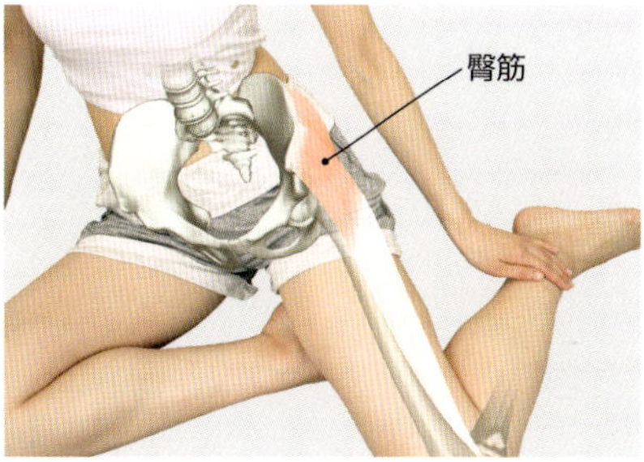

[POINT]
骨盤と大腿骨をつなぐおしりの筋肉を刺激する。ここの緊張がゆるむと、骨盤も正しい位置に。脚のつけ根に響くような感覚を得られることもある。

▶▶▶ 脚のつけ根の痛みに効くその他のメニュー
片脚つかみ→68ページ／踏み込みストレッチ→69ページ／イス前屈→72ページ／仰向けひざ抱え→73ページ／腸腰筋マッサージ→115ページ

※先天性股関節脱臼や臼蓋形成不全などの既往歴がある人は専門家か医療機関の指示を仰いでください。

ひざの痛み

股関節と足首の位置が悪いと、間にあるひざに痛みが起こります。
また、骨盤に付着する太ももの筋肉（大腿四頭筋）が弱ることも
原因のひとつです。

ひざ上マッサージ

大腿四頭筋と合わせて、ひざ周りのツボも
マッサージできる。

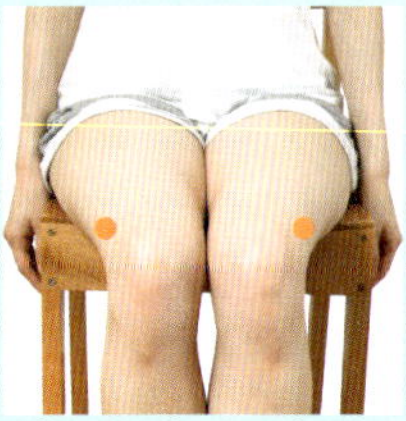

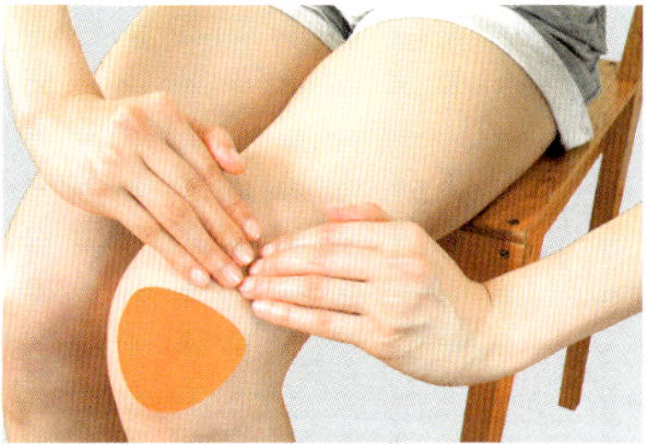

1 ひざ上の外側に指先をあてる。

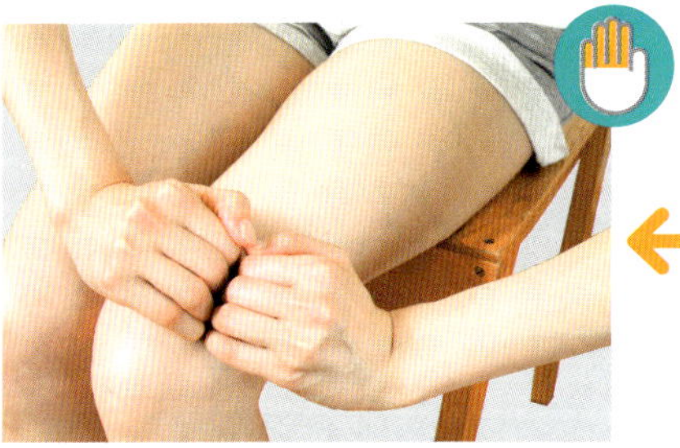

2 指先を押し込むように圧をかける。内側も同様に圧をかける。上下に動かして刺激してもよい。

バリエーション

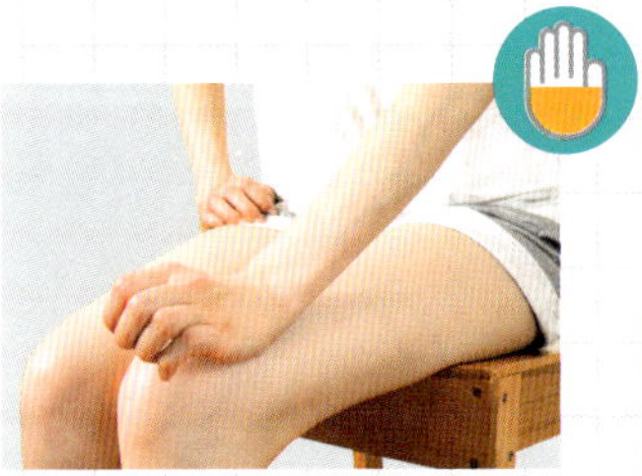

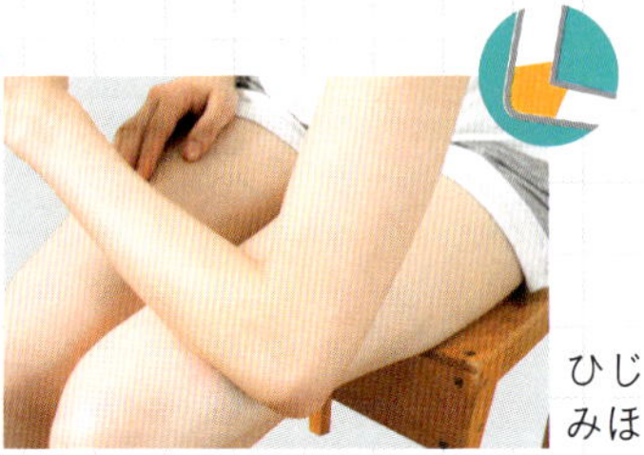

ひじや手根部でも
みほぐしてもよい。

大《だい》腿《たい》四《し》頭《とう》筋《きん》マッサージ

太ももの前側にある筋肉をマッサージ。
ここがほぐれるとひざが安定する。

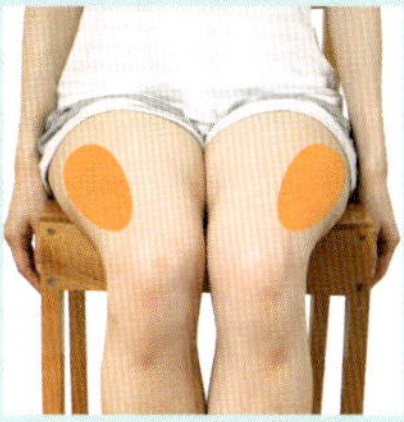

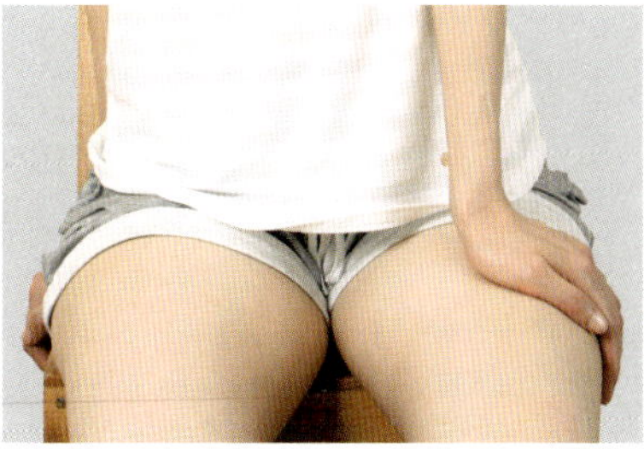

1 太ももの外側に手をかける。

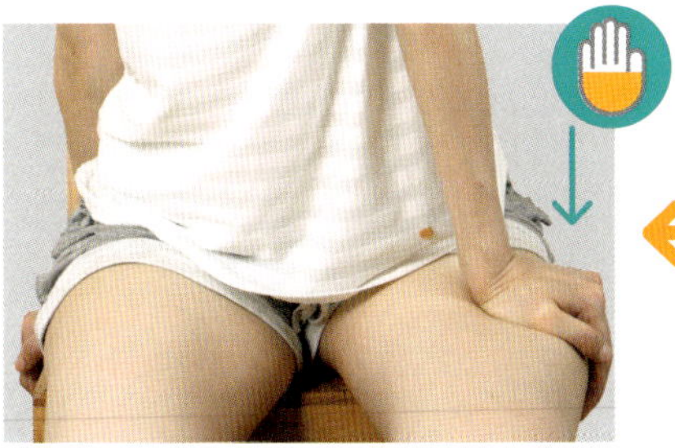

2 腕に体重をのせて太ももに圧をかける。ひざの真上は避けて行う。

内《ない》転《てん》筋《きん》マッサージ

脚のラインとも関わる内転筋群。
内ももを刺激するとひざの状態もよくなる。

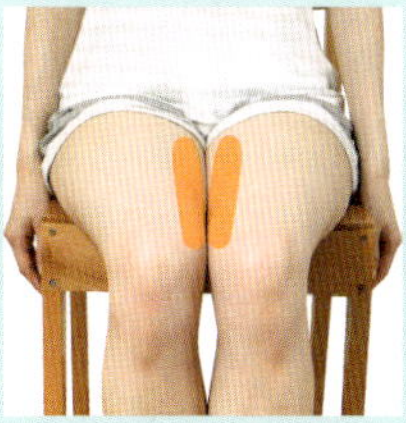

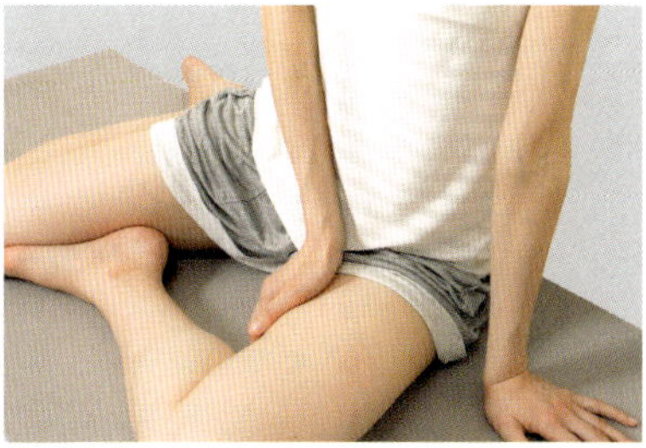

脚をくずして座り、太ももの内側に手根（手のつけ根）をあてる。

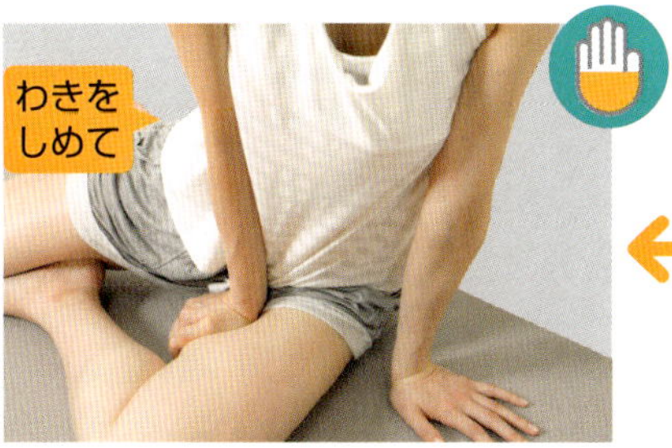

脇をしめ、ひじを入れるようにして体重をかけて押す。ひざの真上は避けて行う。

▶▶▶ひざの痛みに効くその他のメニュー
ひざ裏マッサージ→116ページ／臀筋マッサージ→117ページ

脚のだるさ・しびれ

腰に疲労がたまると脚の問題が現われます。多くが腰やおしりの筋肉の問題で、骨盤や股関節のゆがみを伴います。体幹エクササイズ（76ページ参照）も有効です。

ふくらはぎマッサージ

立ちっぱなしなどでふくらはぎの筋肉が張ると、骨盤をゆがませる原因になる。

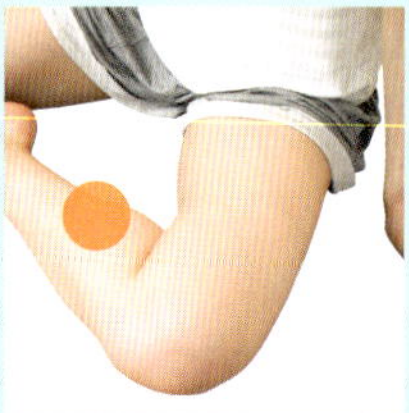

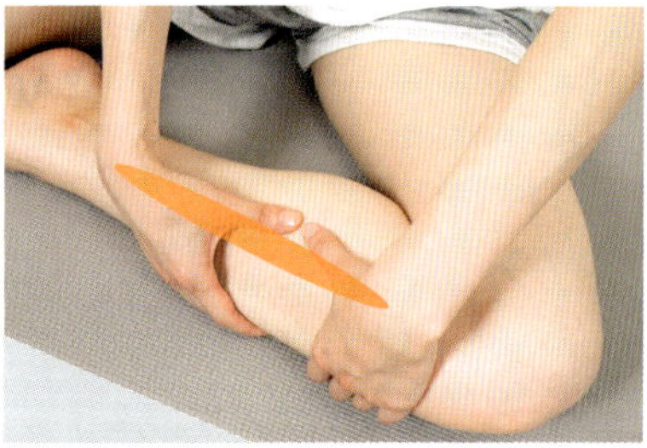

1 片方の脚だけあぐらをかき、ふくらはぎの内側を上に向ける。脛骨（すねの骨）の際に親指をあてる。

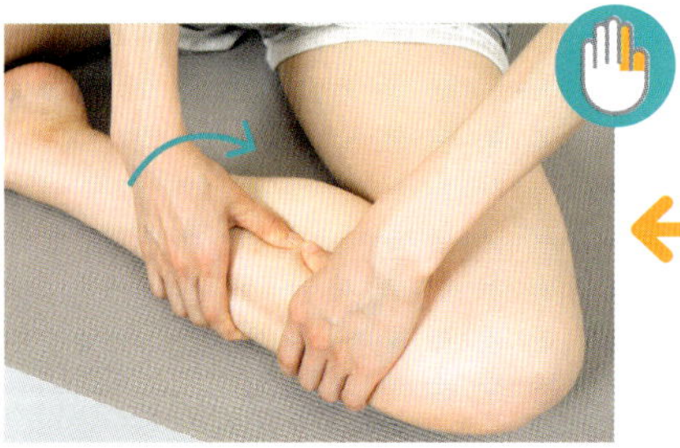

2 手首を自分の胸のほうへ返すようにして圧をかける。足首に向かってふくらはぎ全体に行う。

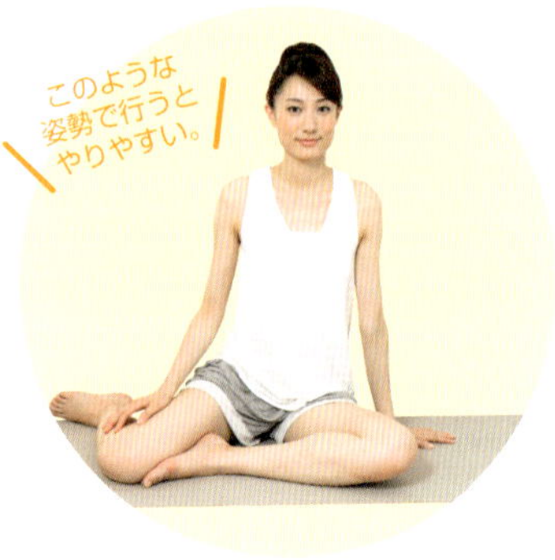

バリエーション

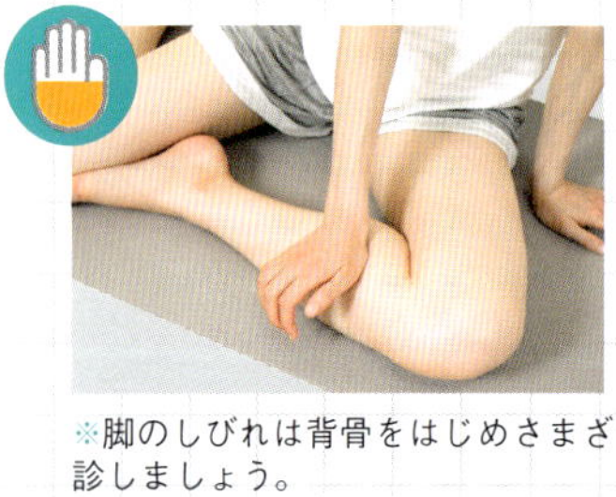

手根（手のつけ根）を使ってふくらはぎ全体をもみほぐしてもよい。

※脚のしびれは背骨をはじめさまざまな疾患が原因の場合もあるので、症状が長引く人は医療機関を受診しましょう。

腎《じん》兪《ゆ》ポイントマッサージ

ひざ痛や腰痛にも効果のあるツボ。
腎のはたらき（132ページ参照）も高まる。

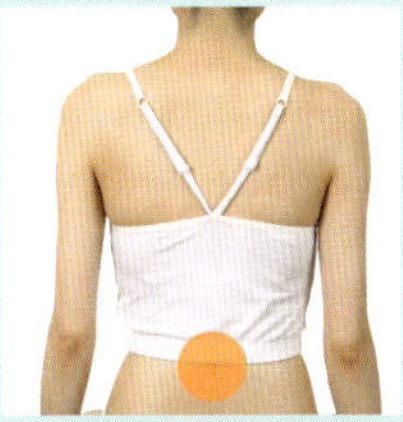

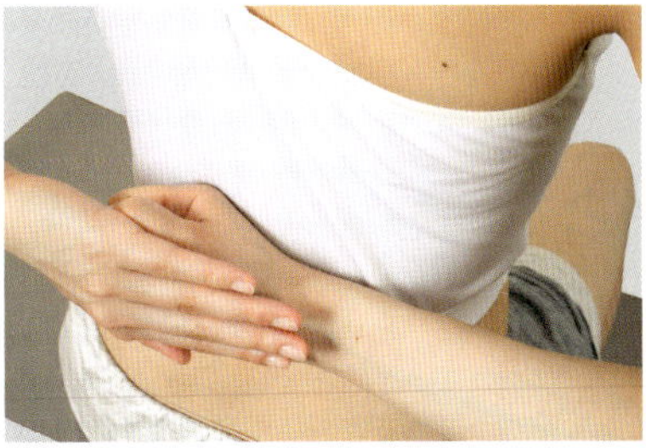

1 ツボの位置にこぶしをあて、上から反対側の手をあてる。ツボの位置は「見つけ方」参照。

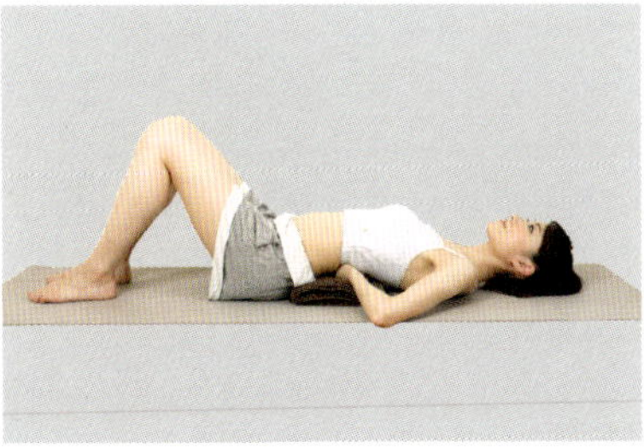

2 ひざを立てて仰向けになり、圧をかける。

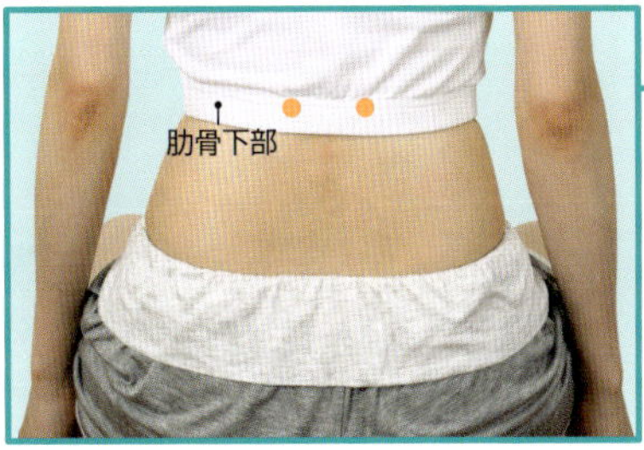

見つけ方

へその高さで腰に手をおき、自然と親指が届くあたり。腎が弱って脚の症状が出ている場合、ある程度の圧でも痛気持ちいい感覚を得られる。

バリエーション

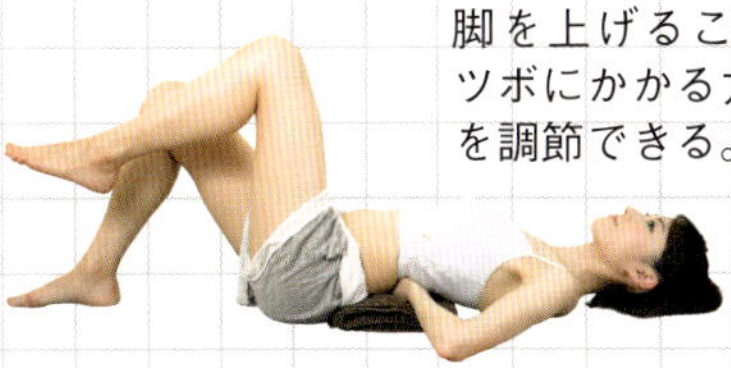

脚を上げることで、ツボにかかる力加減を調節できる。

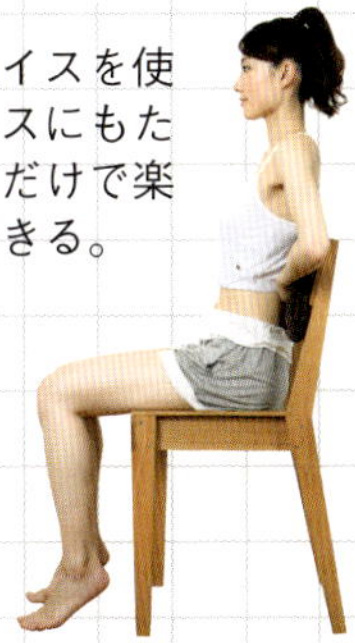

背もたれイスを使えば、イスにもたれかかるだけで楽に刺激できる。

▶▶▶脚のだるさ・しびれに効くその他のメニュー

腸腰筋マッサージ→115ページ

※リウマチやガングリオンなどで手の変形がある方、骨密度が低い方は行わないほうがよいでしょう。また、少しの圧で痛みがある場合も中止してください。

便秘

年を取ると体内の水分が減り、便秘になりやすいもの。
骨盤の位置が悪い、お腹やおしりの筋肉が硬いことも原因で、
骨盤内の腸のはたらきが低下すると、便秘の症状が出ます。

天枢《てんすう》ポイントマッサージ

下痢と便秘を繰り返す人にも効果的。
内臓機能が高まるので、全身の調整にもなる。

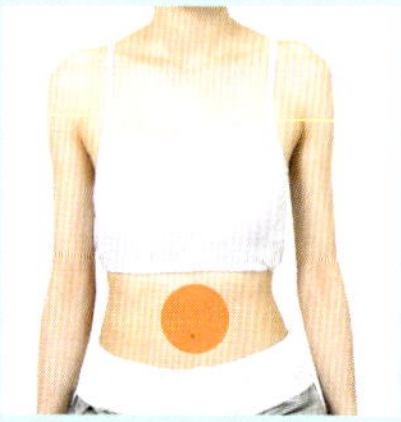

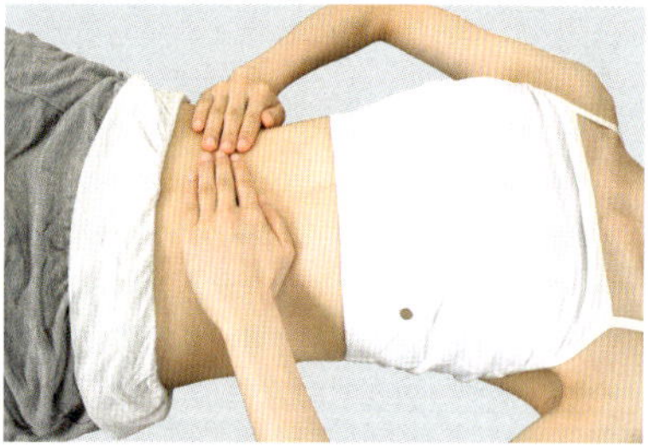

1 ツボに指先をあてる。ツボの位置は「見つけ方」参照。

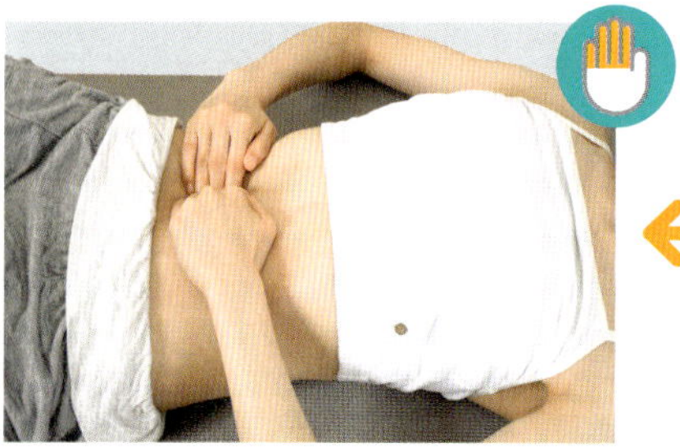

2 息を吐きながら圧をかける。表面ですぐに硬い結節（しこり）に触れることがあるので、片方ずつ確認し、無理なく行う。

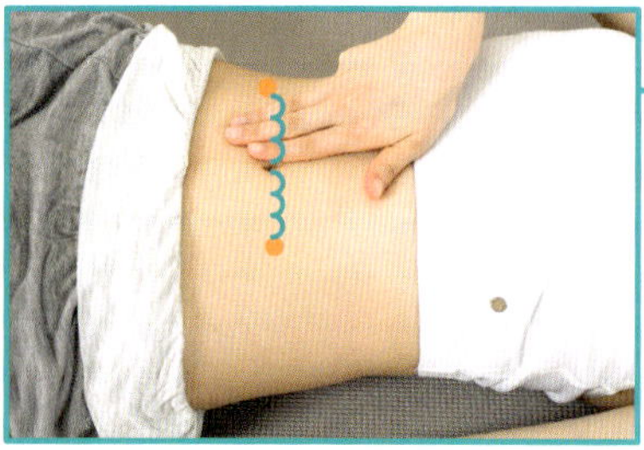

見つけ方

おへそから左右に指３本分あたり。天枢は内臓全般のはたらきを活性化させるツボ。便秘や下痢などに効果がある。

骨盤マッサージ

深部に腰方形筋、浅層に広背筋や胸腰筋膜（腰背腱膜）と、腰のさまざまな筋肉をほぐす。

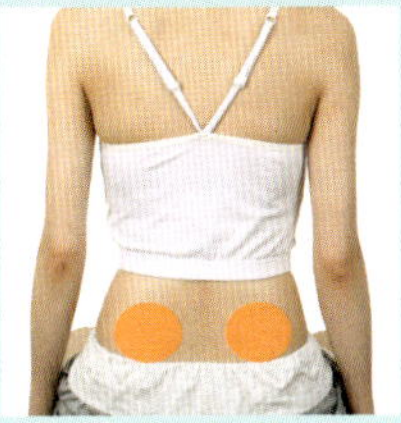

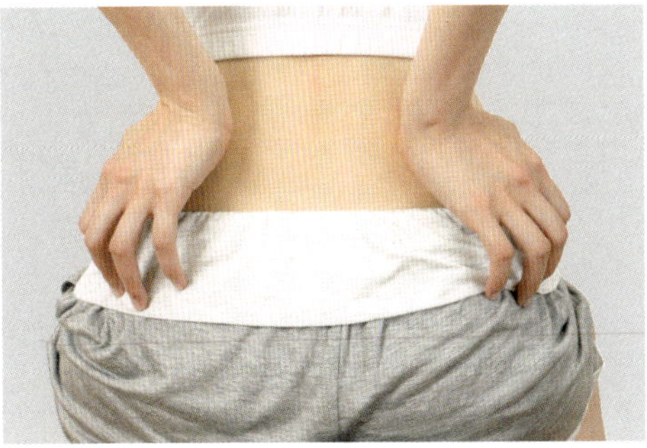

1 骨盤に手のつけ根をあて、もっとも高い部位を探す。

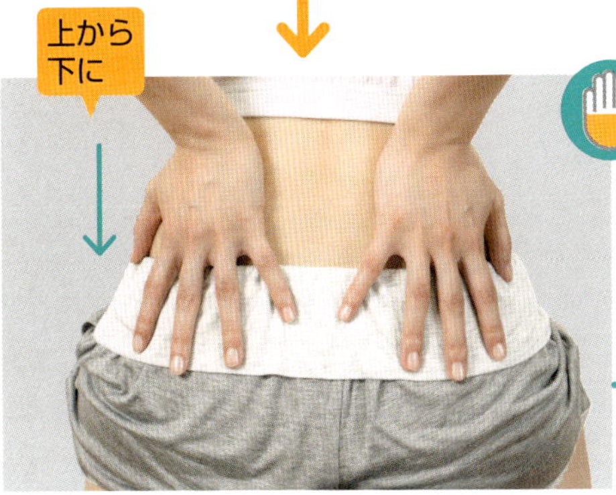

2 骨にあてるようにして、上から下にもみほぐす。骨盤が後傾しているならやや前に押し込むように、反腰なら真下に落とすようにするとよい。

☐ 体感 Check
腰の緊張した筋肉に響いている感覚がある。

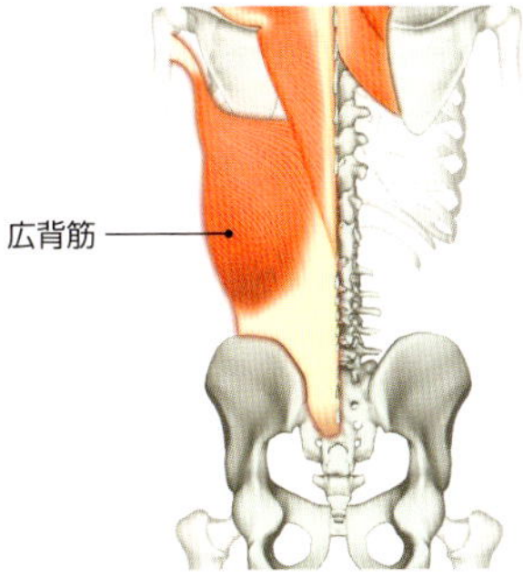

POINT
広背筋は背骨と骨盤、肋骨と肩甲骨などをつなぐ上半身でもっとも大きい筋肉。胸腰筋膜（33ページ参照）は筋肉をつなぎ集める分厚い膜で、腰から背中にある。

▶▶▶便秘に効くその他のメニュー
臀筋マッサージ→117ページ

痔の痛み

痔にもさまざまな種類がありますが、
ここでは主にいぼ痔の痛みを改善していきます。
これに加え、生活習慣の見直しとリラックスすることも忘れずに。

百《ひゃく》会《え》ポイントマッサージ

頭頂にあるわかりやすいツボ。
真下にある肛門と経絡でつながっている。

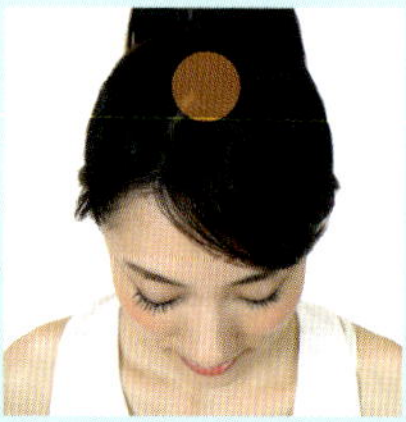

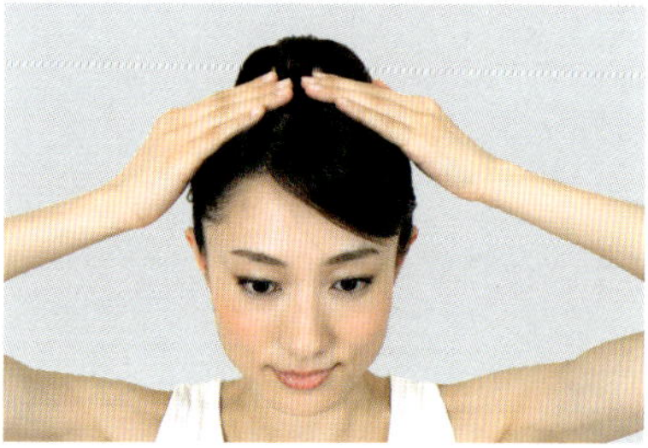

1 ツボの位置に手をあてる。ツボの位置は「見つけ方」参照。

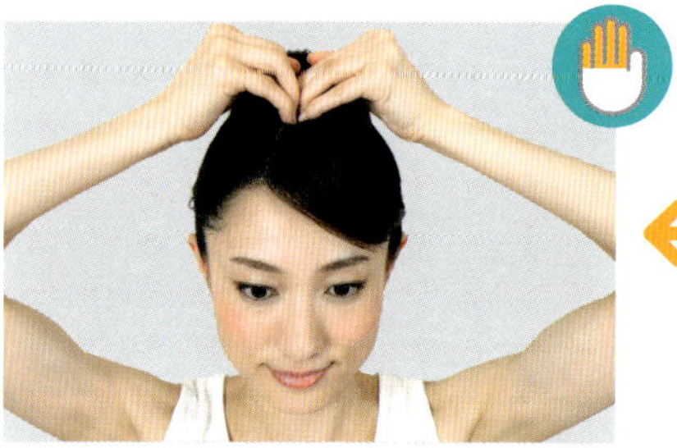

2 指先で、肛門の方に向けるイメージで持続的に圧をかける。または手根（手のつけ根）や指の腹を使って円を描くようにもみほぐす。

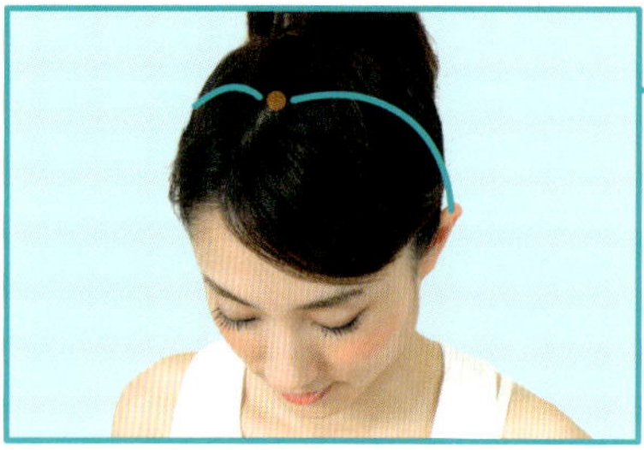

見つけ方

耳から頭頂へ向かってまっすぐ結んだ、頭の中心点。ここが隆起している人は、痔の痛みを訴えることが多い。無理にへこませる必要はないので、やさしくもみほぐそう。

承山《しょうざん》ポイントマッサージ

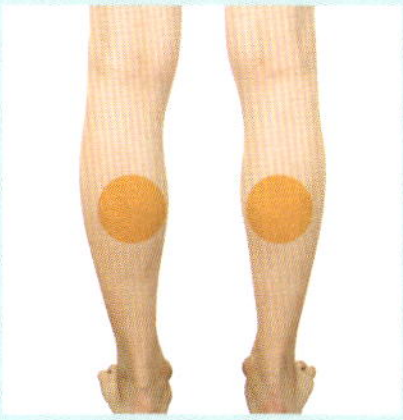

静脈の流れを促進させると、肛門周りや骨盤内の血流にもよい効果が期待できる。

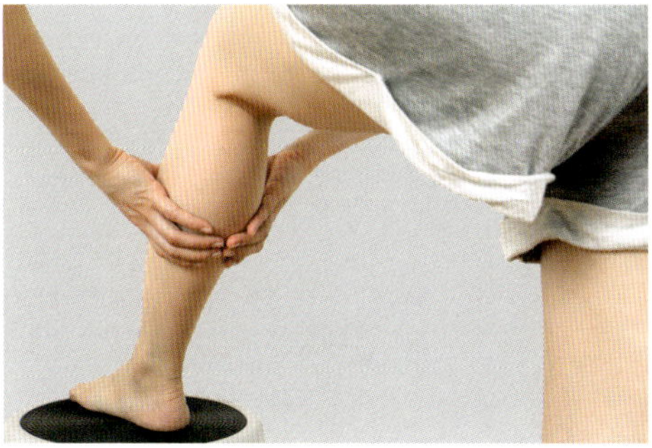

1 ツボの位置に両手をあてる。ツボの位置は「見つけ方」参照。

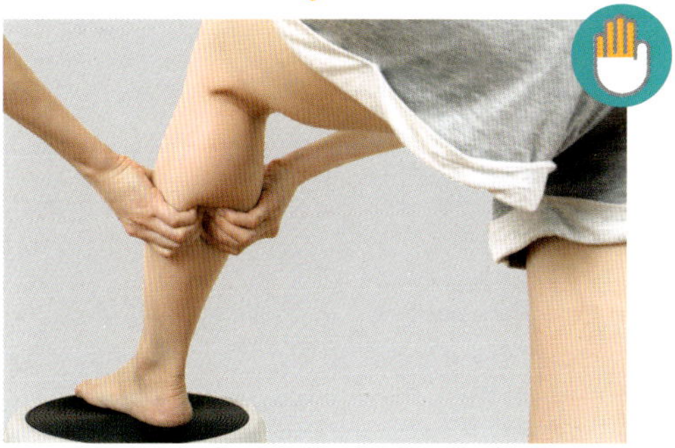

2 息を吐きながら、やさしく30秒程度の圧をかける。あまり変化がなければ、もう一度だけ少し圧を高めて繰り返す。

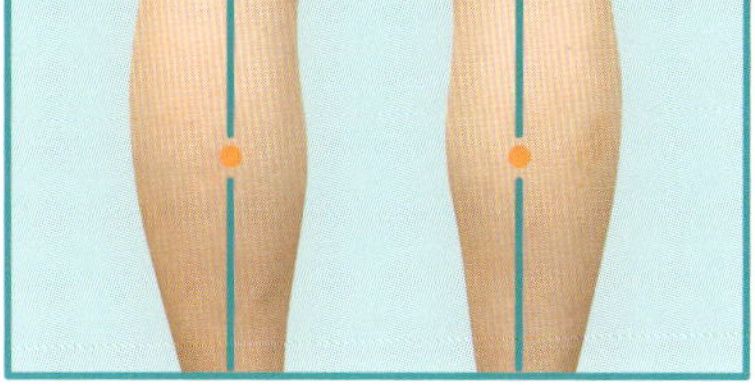

見つけ方

ふくらはぎの中央のライン上の真ん中あたり。この症状を持つ人の多くは、ふくらはぎの深部にある腓腹筋やヒラメ筋に緊張や痛みを感じるはず。

背骨にまつわる病気一覧表

背骨には、老化による変性やケガなどの外傷、
遺伝や感染症などで生じる疾患があります。
代表的な10の疾患をご紹介します。

監修　竹谷内克彰 たけやちよしあき
よしかわクリニック整形外科医師
医学博士　脊椎脊髄病医

脊柱管狭窄症《せきちゅうかんきょうさくしょう》

背骨の変形が神経の通り道を狭める

症状 特に立位や歩行時に腰から脚にかけての痛みやしびれ、脱力感などが現れる。しばらく歩くと痛みで歩けなくなり、短時間の休息で痛みが軽減して再び歩けるようになる間歇《かんけつ》性跛行《はこう》も特徴的な症状の一つ。

原因 加齢に伴う脊椎の変性により、脊柱管が狭くなり、神経を圧迫することが主な原因。まれに生まれつき脊柱管が狭いことが原因で発症する場合もある。

椎間板《ついかんばん》ヘルニア

突出した椎間板が神経を圧迫

症状 頚椎よりも腰椎で起きやすく、腰痛や片側の下半身の痛みが急に生じる。痛みが強かったり、下半身の急速な運動麻痺を伴っている場合は手術が必要になることもある。

原因 急な動作や、腰を丸くして長時間座った後での動作、不安定な体勢でものを持ち上げるなどが発症のきっかけに。不良姿勢により腰椎のカーブがなくなると、椎間板の負担が増し、日常的に変性が加速する。

転移性脊椎腫瘍《てんいせいせきついしゅよう》

背骨に転移した癌による痛み

症状 背骨の痛みや神経痛、ときに運動麻痺も生じる。原因不明の微熱や体重減少、安静に休んでいても強く痛む、一般的な鎮痛薬が効かないなどの特徴がある。

原因 癌が背骨に転移することで発症する。すでに癌の診断を受けていれば、それが背骨に転移した可能性を考慮できるが、転移性脊椎腫瘍が先に発見され、検査によって後から原発となる癌の病巣が判明することもある。

脊椎変性《せきついへんせい》すべり症・分離すべり症

背骨が前後方向にずれる

症状 腰椎の下部に多く、腰痛、下半身の痛みやしびれが片側あるいは両側に起きることがある。変性すべり症は中年以降の女性に多く見られる。

原因 分離すべり症は、腰椎の過度の伸展や外傷の負荷に伴い、疲労骨折したものと考えられている。変性すべり症は、脊椎の後方の形態異常と椎間板の変性によるとされている。

骨《こつ》粗《そ》鬆症《しょうしょう》

骨の強度不足で骨折に

症状 骨粗鬆症自体は痛みを伴わないのが普通で、骨の強度が弱いために生じた骨折により痛みが現れる。骨折が生じやすいのは、背骨では胸椎や腰椎で、多発すると背骨が丸くなってくる。

原因 多くは閉経後の女性で、女性ホルモンのバランスや老化が関連している。骨の量が減少したり、骨の質が劣化することで骨折しやすくなる。その他の疾患や薬剤により二次的に骨粗鬆症になる場合もある。

変形性脊椎症《へんけいせいせきついしょう》

背骨の加齢現象が痛みの原因に

症状 脊椎に変性が生じるもので、背骨に沿ってこわばりや痛みが現れる。無症状のことも多い。変性が進行すると脊柱管を狭め、神経症状を生じることも。

原因 加齢に伴う脊椎の変性現象。椎体だけでなく、椎間板や椎間関節にも変性が生じることもある。

脊柱側弯症《せきちゅうそくわんしょう》

成長期の子供の背骨を要チェック

症状 背骨が側方へ曲がり、さらにねじれが加わり変性する。女子に多くみられ、10歳以降の発症が多い。成長とともに変性が進行する傾向がある。弯曲が高度になると手術が必要になることもある

原因 側弯症の多くは原因がわからない特発性側弯症で、背骨が先天的に奇形している側弯症や神経・筋疾患に伴う側弯症などのように原因が明らかなことは少ない。

強直性脊椎炎《きょうちょくせいせきついえん》

背骨がこわばる脊椎の炎症

症状 全身のこわばりや疲労感、腰痛、仙腸関節部の痛みに始まり、進行すると背骨全体が動かしづらくなり、日常生活に支障をきたすことがある。若い男性に多い。

原因 明らかな原因は不明だが、なんらかの遺伝的素因と後天的な免疫異常などが関与していることがわかっている。

後縦靭帯骨化症《こうじゅうじんたいこっかしょう》

硬くなった靭帯が神経を圧迫

症状 頚椎に多く見られ、脊髄が圧迫されることにより手足のしびれ、手指の細かい運動がぎこちなくなる、平らなところや階段での歩行障害などが現れる。日常生活に支障をきたすようなら、手術が必要になる。

原因 遺伝的素因、ホルモン、代謝異常など複数の要因が関与して発病すると考えられている。

脊椎圧迫骨折《せきついあっぱくこっせつ》

骨粗鬆症やしりもちで起こる

症状 原因によって異なるが、骨折部位における軽い痛みから強い痛み、神経が圧迫された場合には両脚の運動麻痺が生じることもある。多部位で圧迫骨折が生じると、身長が低くなったり、円背（高齢者に多く、背骨が後方に弯曲すること）になる。

原因 骨粗鬆症が原因の場合は、軽度の外力でも骨折する。強い外力による外傷性椎体骨折や、転移性腫瘍に伴うものもある。

※症状は自己診断に頼らず、気になることがあれば医療機関を受診してください。
※椎体・脊柱管などは背骨の一部分の名称です。わからない言葉は28ページでご確認ください。

体がやわらかい人の背骨ってどうなっているの？

サーカス団の曲芸師や体操選手などが見せる、とても人間技とは思えない柔軟性。たとえば、背骨を反らせて（後屈して）股の間から顔を出すポーズとか……。普通の人にはとうていできませんが、一体なぜそういう動きが可能なのでしょうか。

そのキーワードが、背骨を構成する組織の一つ、靭帯です。靭帯の主な役割は、体を支えること。靭帯は骨と骨をつなぎ、支え、背骨を安定させているのです。体がやわらかい人は、筋肉はもちろん、この靭帯もやわらかいために、関節の可動性が大きいことが考えられます。

一般的に柔軟性は、年を重ねるにつれて低下しますが、運動をし続けることでそれを最小限に食い止めることができるといわれています。つまり、適切な運動やストレッチをすれば、柔軟性はどの年齢においても向上するということです。曲芸師などの場合、幼児期から筋膜に対するストレッチよりも強度の強いトレーニングを毎日行います。これによって靭帯を伸ばし、関節を柔軟にすることで、あらゆるポーズがとれる体を作っているのです。ただ、まれに遺伝的に靭帯がやわらかく、普通の人には難しいポーズが楽々ととれる人もいるようです。

靭帯がある程度の柔軟性を持っているのは、体を動かす上で必要なことですが、あくまで本来の靭帯のはたらきは関節を安定させることです。ですから、普通の人が過剰な柔軟性を求めるのは危険なこと。誰でもあんなふうにできると思わず、おもしろ半分で挑戦しないようにしましょう。

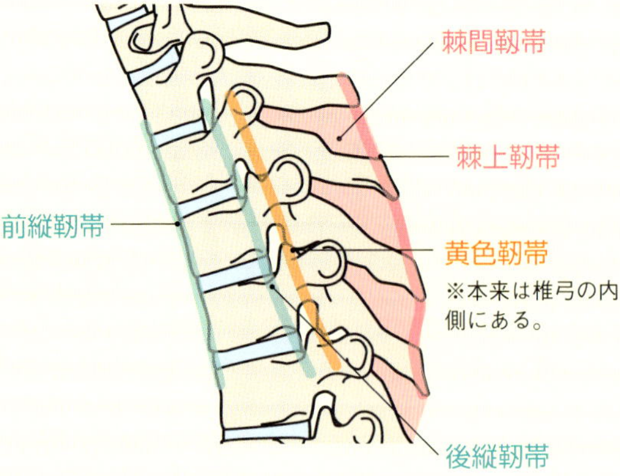

5章

もっと健康になる 背骨と中医学

中国に伝わる伝統医学(中医学)でも、
「背骨は大切なもの」と伝えられてきました。
その証拠に、中医学特有の理論である経絡やツボも、
背骨の周辺にたくさん見られます。
この章では、心と体を統合して“健康”へと導く
中医学のメソッドを用いて、
背骨を健康にする暮らしのヒントを学んでいきましょう。

しくみ 1

中医学でも背骨は大事な部位

古代から世界中で背骨は重視されていた

歴史をさかのぼると、古代から世界各地で背骨の矯正が行われていました。実は現代人だけでなく、大昔から人間は腰痛や首の悩みといった不調に悩まされてきたのです。医学の祖であるヒポクラテス[※1]も、「病人はいつも最初に脊柱《せきちゅう》を診なさい」と背骨の重要性を説いていたといいます。当時行われていた民間療法の多くは関節や筋肉に対するものでしたが、一部では内臓疾患に対する治療も行われていたようです。

では、中医学[※2]では背骨をどのように考えているのでしょうか。その前に中医学とはどんなものかを大まかに見てみましょう。中医学では、たとえ胃の調子が悪くても、その〝器官〟だけに焦点を当てず、体をまるごと診ていきます。

また、天気や季節など外部環境は常に体に影響を与えると考え、その変化に体の内部環境が対応できるかどうかが、健康である証になります。そのため季節や体調に合った食事を摂る、ストレスをためないなど、根本から体を整えることが大切なのです。ちなみに中医学では内臓器官を〝五臓六腑《ごぞうろっぷ》〟で表しますが、背骨はその中の〝腎《じん》〟と関わりが強く、治療においても重要な部位と考えられています。

※1　紀元前のギリシャの医師で「医学の祖」といわれる。古代の記録によると、彼は背骨の異常が病気の原因になり得ることを知っていたと思われる。
※2　中国に伝わる伝統医学のこと。体全体を診て、バランスを整える治療を行う。

中医学の基礎知識

“気”が大事

万物は“気”で生成されていると考える。気とは、生命活動のエネルギー源。見えないが、なければ生きていけない酸素のようなものといえる。

西洋医学と異なる健康観

西洋医学ではレントゲン写真や検査数値で正常かどうか判断するが、中医学ではそのような基準がない。体の中の環境が、外部環境の変化に対してバランスよく調整できる状態を“健康”と考える。

五《ご》臓《ぞう》六《ろっ》腑《ぷ》とは？

五臓は肝、心、脾、肺、腎。六腑は胆、小腸、胃、大腸、膀胱、三焦。西洋医学の器官である「肝臓」や「腎臓」とは異なるが、中医学的な内臓器官に相当し、他の臓器と協調したはたらきを意味する。

“陰《いん》”と“陽《よう》”

この世は女性と男性、夜と昼、影と光、寒さと暑さといった、陰と陽の二つの性質にわけられる。陰と陽は常に変動し、相互に対立しながらも、バランスを取っていると考える。

天人合一《てんじんごういつ》

「天」とは自然や宇宙のこと。本来、自然や宇宙は人間と対立するものではなく、一体と考える思想。自然や宇宙の摂理の変化は人に影響を与え、同時に人の中にも同じく自然や宇宙が存在すると考える。

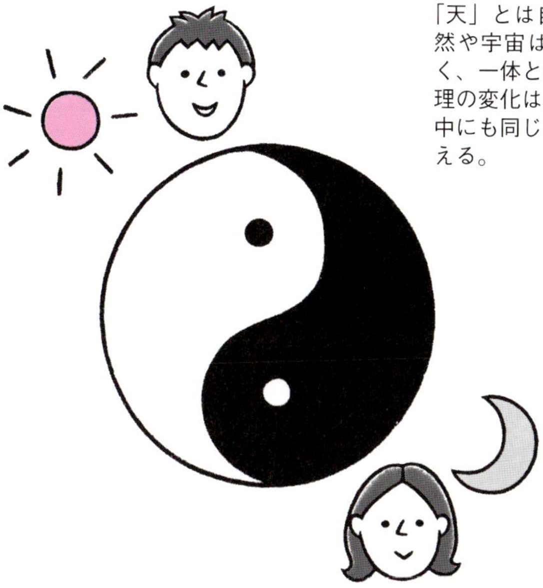

しくみ 2

〝腎の衰え〟が背骨の老化につながる

〝腎〟と〝背骨〟は老化を示すバロメーター

先ほど、背骨は「腎《じん》」と関係が深いという話をしました。「腎」とは、両親から受け継いだ生まれながらに備わるエネルギーが蓄えられているところだと考えられています。また、イメージしにくいかもしれませんが、腎には西洋医学でいう泌尿器・生殖器系や神経・ホルモンなどのはたらきも含まれます。

腎の状態は髪の毛や耳、骨に現れるとされ、弱ってくると髪につやがなくなったり、耳の聞こえが悪くなったりという状態に。さらに、脊《せき》髄《ずい》や脳にも影響を及ぼすと考えられています。「腰※は腎の府」という言葉がありますが、腰痛や背骨の老化も、事故や感染症など、よほどの原因がない限りは、腎のエネルギーの低下と考えます。つまり、腎は老化がダイレクトに現れる五臓六腑の一つ。そのため腎を労わることが、背骨の老化を予防するカギになるのです。

忙しい生活や暴飲暴食など体に負担をかけることは、腎に蓄えられていたエネルギーを浪費させます。食事や運動によって新たにエネルギーを蓄えることはできますが、それにも限界があります。ですから、いかに貯金を無駄遣いせずに生活するかがポイントなのです。

※　「腰は“腎”のはたらきやエネルギーが集まるところ」の意。つまり、腎の状態が腰に現れるということ。

腎の元気度チェックリスト

- □髪が抜けやすくなった
- □歯が弱くなった
- □耳鳴りや難聴になった
- □腰痛を感じることが増えた
- □足腰がだるく感じる
- □ひざが痛くて力が入らないことがある
- □物忘れするようになった
- □夜間にトイレに行く回数が増えた
- □不安感がある
- □ちょっとしたことで驚きやすい

４つ以上当てはまる人は、腎が弱っている（腎虚）可能性がある。141ページで紹介する腎を高める方法を参考にして、背骨の力を取り戻そう。

COLUMN

“腎”と“腎臓”の違いとは？

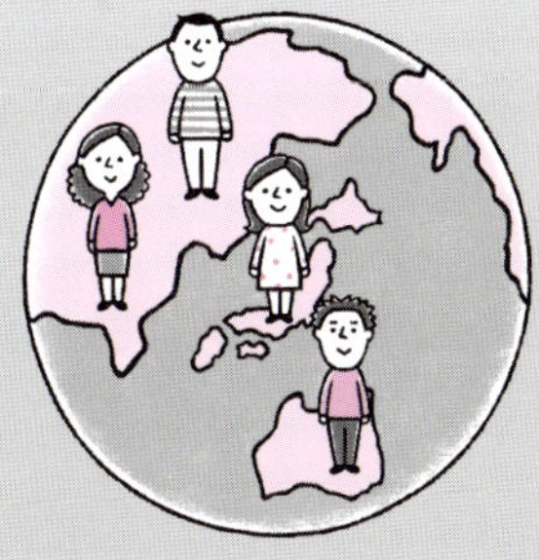

中医学でいう“腎”は、腎臓だけを指しているのではありません。腎臓のはたらきや、腎臓が他の器官に及ぼす反応も含んでいます。地球を体に例えて説明すると、腎臓は「日本」という国に相当するのに対し、腎は「日本人」。日本人の多くは日本に住んでいますが、海外で活躍する人もいます。世界のどこにいようとも、日本人としての誇りを持って働く人が、世界のバランスをとっているのです。このように腎は腎臓だけでなく、体全体における共通した性質のはたらきといえるでしょう。

しくみ 3

背骨はエネルギーライン

主要な経絡が背骨を貫いている

中医学において、経絡《けいらく》というエネルギーラインの存在はとても重要です。経絡とは、体を縦に走る経脈《けいみゃく》と、横に走る絡脈《らくみゃく》の総称。交通でたとえると、電車の線路が経脈で、それらをつなぐ道路が絡脈にあたります。経絡は体を構成する「気《き》[※1]・血《けつ》・津液《しんえき》（水《すい》ともいう）」が流れるルートと考えられており、その流れが滞ると痛みや凹みといった変化が皮膚に現れます。

この反応点がいわゆるツボで、刺激することで体に変化を与えることができる、治療点でもあります。経脈は全部で20あり、なんとそのうち主要な4本が背骨を縦に貫いています。代表的なのが背骨と頭頂を通る督脈《とくみゃく》で、ヨガ[※2]のスシュムナーというナーディ[※3]（気の通り道）に相当。背面の真ん中を通り、背中の経絡を統括するような存在なのです。

そして、背骨の両脇に沿っている膀胱経《ぼうこうけい》。腎と関わりが深く、主に背骨から神経でつながる内臓の反応が現れやすいラインで、督脈ともつながっています。そのほか腎経、任脈《にんみゃく》や衝脈《しょうみゃく》が背骨とつながっています。これらの経脈に共通するのは、成長や発育、生殖能力や自然治癒力と関わりが深いということ。背骨の状態は、それらに影響を及ぼすとも考えられるのです。

※1　“気”は生命活動を維持するエネルギー、“血”は臓器や組織の栄養となる物質、“津液”は全身に潤いを与える物質。
※2　ヨガのポーズはもともと、座って背骨を安定させながら瞑想に集中するためのもの。背骨を流れるエネルギーの活性化がいかに重要かを説いている。
※3　ナーディとは体の中にある気の通り道で、経絡とほぼ同義。体内に7万以上あり、その中でもスシュムナーはもっとも大切とされる。

背骨と関わる経絡

任脈《にんみゃく》

体の前面を通る陰の気をつかさどる。お腹の中心を通って唇の下まで伸びて、督脈とつながっている。

腎経《じんけい》

足の裏から上って背骨を貫く。腰やひざがだるいなど、エネルギーが不足しているときに刺激するとよい。老化予防にもなる。

衝脈《しょうみゃく》

女性の月経や妊娠と関わりが強いラインで、血海（けっかい）ともいわれる。腎経と任脈ともつながっている。

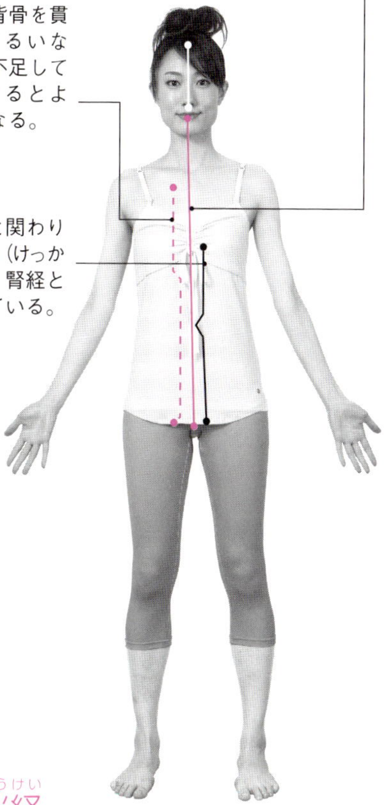

督脈《とくみゃく》

背中側を通り、全身の陽の気をつかさどる。背骨に沿って頭のてっぺんと鼻の下までつながっている。

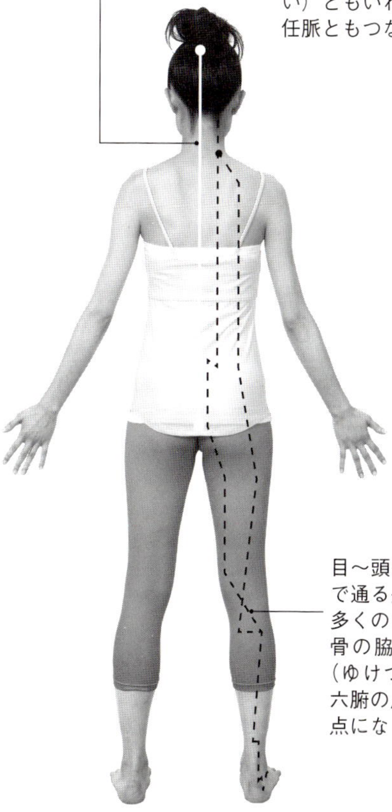

膀胱経《ぼうこうけい》

目～頭～背中～脚～足先まで通る長い経絡。もっとも多くのツボがある。特に背骨の脇にあるツボは兪穴（ゆけつ）と呼ばれ、五臓六腑の反応点であり、治療点になる。

しくみ
4

背中には大事なツボが集まっている

体の状態はツボに表われる

　内臓の状態は経絡というルートを通じて、ツボ（経穴《けいけつ》）に反応を表します。その反応が体の痛みや皮膚の凹み、こりなどです。これは38ページで紹介した背骨と内臓の関わりと似ています。背骨の場合、内臓体性反射※によって、内臓の状態が皮膚・筋肉や関節に症状として現れるように、経絡でも内臓の反応が現れるのです。ツボは、ＷＨＯ（世界保健機関）に認められているものだけでおよそ３６０。代表的なツボは督脈《とくみゃく》や膀胱経《ぼうこうけい》（１３５ページ参照）に集まっており、特に肩甲骨の間には肺兪《はいゆ》や心兪《しんゆ》、膏肓《こうこう》といった重要なツボが集まっています。

　たとえば、慢性疲労に効果が高い膏肓。この症状を訴える人に共通するのは、姿勢が悪い、呼吸が浅い、内臓の不調があるということ。膏肓がある胸椎４番周辺には、頭や首、肩甲骨をつなぐ筋肉が集中しています。また、胸椎４番はねじりや側屈といった動作において動き方が変わるポイントでもあります。つまり、体のしくみと重力の関係からストレスを生じやすい部位と、エネルギーの変調が生じやすい部位が共通しているのです。膏肓を押すことは内臓や気の変調を改善しながら、同時に姿勢の改善や背骨の健康にも効果が期待できるのです。

※　鍼灸などで行われる刺激療法の一部は、この理論と反対の「体性内臓反射」を科学的な根拠としている。たとえば「足の甲を刺激すると胃腸のはたらきが活発になる」など。

背中の主要なツボ

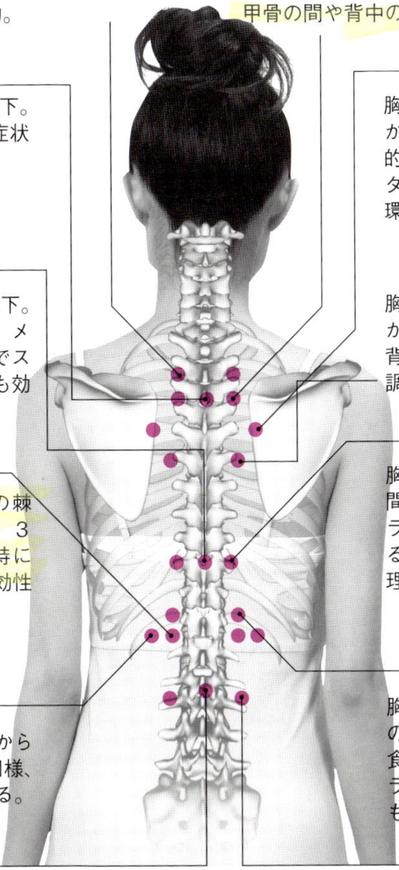

風門《ふうもん》

胸椎２、３番の棘突起の間から外側２、３cm。風邪が侵入するところなので、風邪のひきはじめや予防に効果的。

肺兪《はいゆ》

胸椎３、４番の棘突起の間から外側２、３cm。風邪による咳、気管支炎や喘息などの呼吸器系の症状、肩甲骨の間や背中の痛みに。

身柱《しんちゅう》

胸椎３番の棘突起の直下。呼吸器系やメンタルの症状に。小児の喘息にも。

膏肓《こうこう》

胸椎４、５番の棘突起の間から外側４、５cm。慢性的な呼吸器疾患から、メンタルの疲労、消化器系・循環器系の不調などに。

筋縮《きんしゅく》

胸椎９番の棘突起の直下。肝臓のはたらきを高め、メンタルを安定させるのでストレス性の胃の不調にも効果大。

心兪《しんゆ》

胸椎５、６番の棘突起の間から外側２、３cm。急な背中の痛みや消化器系の不調に。

胃兪《いゆ》

胸椎12番と腰椎１番の棘突起の間から外側２、３cm。胃腸の不調が、特に左側に現れやすい。即効性が期待できる。

肝兪《かんゆ》

胸椎９、10番の棘突起の間から外側２、３cm。イライラや肝臓の疲労が現れる。眼精疲労や肩こり、生理のトラブル、腰痛に。

胃倉《いそう》

膀胱経のツボで、胃兪から外側２、３cm。胃兪同様、胃腸の不調に効果がある。

脾兪《ひゆ》

胸椎11番と12番の棘突起の間から外側２、３cm。食欲不振など消化器系のトラブルや気分の落ち込みにも。

命門《めいもん》

腰椎２番の棘突起の直下。生命の門戸とされ、冷えを伴う下痢や頻尿、精力減退などに。

腎兪《じんゆ》

腰椎２、３番の棘突起の間から外側２、３cm。足腰のだるさ、痛みに効果が高い。腎のエネルギーを高めるので泌尿・生殖器系のはたらきもアップ。

※　棘突起とは、背骨を触ったときに感じられる飛び出た部分（23ページ参照）。

即効性バツグン！“使える”ツボマップ

プロもよく使う汎用性の高いツボをピックアップ。
指の腹を使い、気持ちいい程度の圧をかけるとよい。

顔

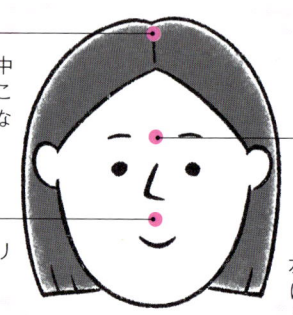

百会《ひゃくえ》

耳の尖端から頭頂の真ん中のラインで交差するところ。痔の痛みやイライラなどのストレス緩和に。

人中《じんちゅう》

鼻の下のくぼみ。ギックリ腰に効果的。

印堂《いんどう》

左右の眉頭の中心。もしくは眉間。気持ちを落ち着かせる作用や鼻炎にも効果がある。

後頭部～肩

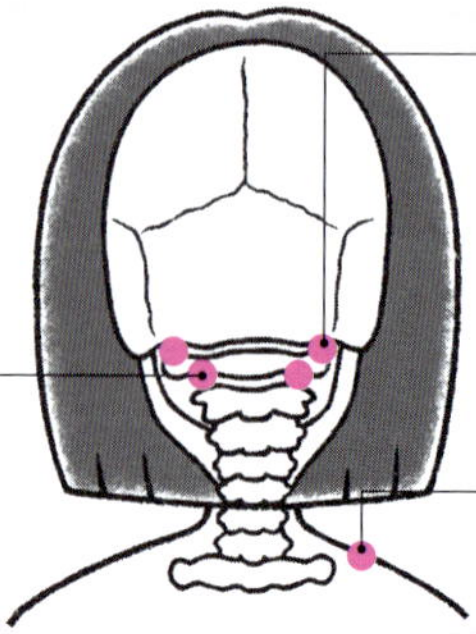

天柱《てんちゅう》

頚椎2番の棘突起の上の凹みから外側1、2cm。頭痛、鼻水、鼻づまり、首から背中、腰の痛みに。

風池《ふうち》

頭と首のつけねで、背部正中線から外側2、3cm。頭痛や首・肩のコリ、鼻づまり、眼精疲労に。風邪のひきはじめにも。

肩井《けんせい》

肩の筋肉の隆起したあたりで、乳頭線上。肩こりで有名なポイントで、頭痛や歯の痛みにも効果がある。

腕

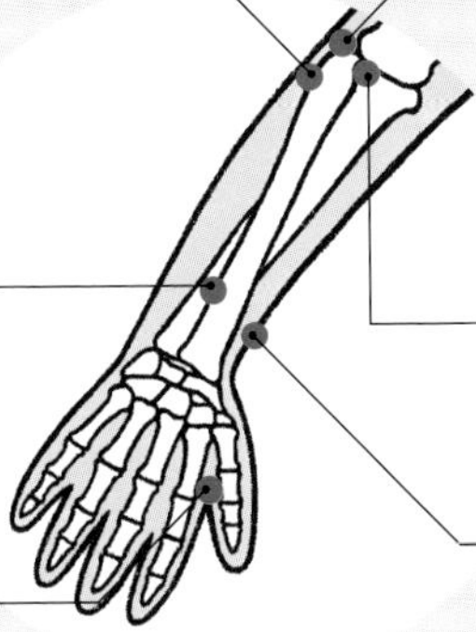

手三里《てさんり》
曲池から手首に向かって3～5cmあたり。暴飲暴食からくる肩こりに効果が高い。

支溝《しこう》
手の背面の関節にできるしわの真ん中からひじに向かって指4本程度上。便秘に常用される。

合谷《ごうこく》
親指と人差し指の間の凹んだところ。肩こり、歯の痛み、便秘や下痢などに。

曲池《きょくち》
ひじを曲げた時にできる外側のしわの端と、その先の骨の間の凹みあたり。肩こりや肩の痛みに加え、アレルギーやじんましんにも。

尺沢《しゃくたく》
ひじのしわの外側の端あたり。長く続く咳の軽減に。

内関《ないかん》
前腕の正中で手首から2、3cmひじに向かったあたり。吐き気、上腹部の痛みや張り、妊婦のつわりに。

腹部

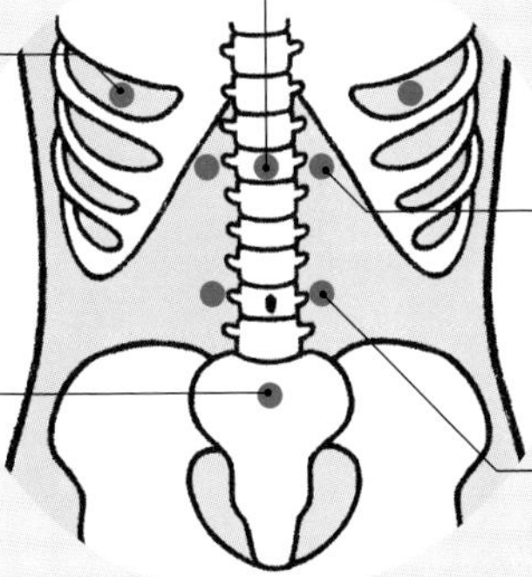

期門《きもん》
第6、7肋骨の間で乳頭線上にある。メンタルストレスによる脇や肋骨下部の張った痛みに。肝臓の疲労にも効く。

関元《かんげん》
へそから指4本下あたり。元気が出るポイントで、下痢、生理痛、冷え性、不妊症、勃起障害などに効果が期待できる。

中脘《ちゅうかん》
へそから上に指5本分あたり。胃の不調全般や消化不良や食欲不振に。

梁門《りょうもん》
中脘の2、3cm外側。長く続く胃の不調やストレス性の胃の諸症状に。

天枢《てんすう》
へそから外側2、3cm。大腸に関わりがあり、便秘に効果あり。

脚

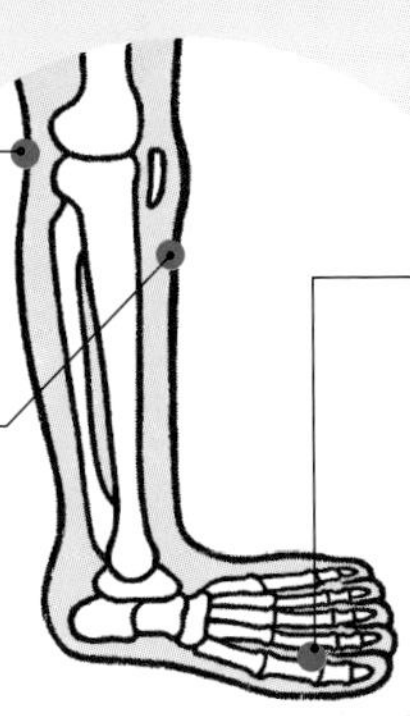

委中《いちゅう》
ひざの裏の真ん中あたり。腰痛やひざの痛みに効果が高い。

足三里《あしさんり》
ひざの皿の外側の下にあるくぼみから足先に向かって指4本分下あたり。消化不良の改善や、足の疲れに。

太衝《たいしょう》
親指と人差し指の間の凹んだところ。頭痛、めまい、生理不順、生理痛に効果的。皮膚トラブルにも。

しくみ
5

中医学的に〝背骨力〟を高める

身近な生活習慣で背骨を整えられる

では、中医学の視点から見て、〝背骨力〟を高めるにはどうすればよいのでしょうか。ポイントは、やはり〝腎《じん》〟。腎をケアすることで体全体が元気になり、結果として背骨を健康にすることができます。１３３ページのチェックテストで４個以上当てはまった人は腎が弱っている可能性があるので、積極的にケアしましょう。また、生まれつき腎が弱い人は、子どもの頃成長が遅かった、歯が弱い、若白髪があるなどの特徴があります。幼少期を思い出して、自分の体質を知る目安にしてもよいでしょう。

もともと腎が弱くても、これ以上無駄遣いしなければ問題ないと中医学では考えますが、やはり腎をケアする上でもっとも大切なのは、腎のエネルギーである〝精〟を浪費しないこと。「精力」という言葉に表されるように、もともと腎が強い人ほど頭や体を酷使しすぎたり、暴飲暴食や過剰な性生活になりやすい傾向があります。働き過ぎなどの浪費を防ぐこと、68ページのストレッチや体幹エクササイズで下腹と下半身を活性化し、エネルギーを充実させることが有効です。普段から気持ちを落ち着かせ、よく歩き、腎を補う食事を積極的に取り入れましょう。

腎を高める方法

運動

やはり適度な運動は腎にも効く。息が上がるような激しい運動はエネルギーを消耗するので、ウォーキングやヨガ、太極拳などゆったりしたものがおすすめ。「背骨リセット」（46ページ参照）や「ウォーミングアップ」（57ページ参照）を日常的に行うのも効果が高い。

食事

黒豆など黒いものや、納豆やオクラなどネバネバした食材が効果的。さらに、ほてりを感じる人は豚肉、豆腐、百合根、冷えを感じる人はラム肉、牛肉、鶏肉、エビ、ショウガ、シナモンなどがよい。

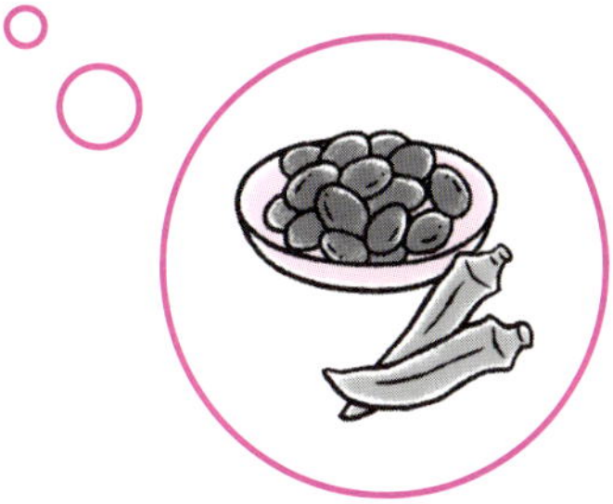

性生活

性生活はパートナーとのコミュニケーションとしても、「気」の充実にも本来はよいもの。しかし、過剰だと腎の「精」を消耗することになる。特に男性は過剰な射精は控えたほうがよい。

深い呼吸

腎は吸気（吸う息）と関係が深く、気を下腹（丹田）に納める作用がある。下腹まで下ろすようなイメージで深い呼吸をすると、気持ちも落ち着き、体もリラックスできる。

下半身の強化

下腹と下半身の活性化は、上に昇りがちなエネルギーを下げ、「精」というエネルギーを充実させる。肛門や会陰の周りにある骨盤底筋を、力を入れて引き上げられるようになるとよい。関元（139ページ参照）をマッサージしたり、温めたりするのも冷えやすい人にはおすすめ。

恐怖の予測

驚いたり、怖い思いを繰り返したりすると、気が散じてしまい、消耗する。そういった自覚がある人は、あらかじめ「こういうことが起こりうるな」と予想することで、過剰に感情をアップダウンさせずに済む。

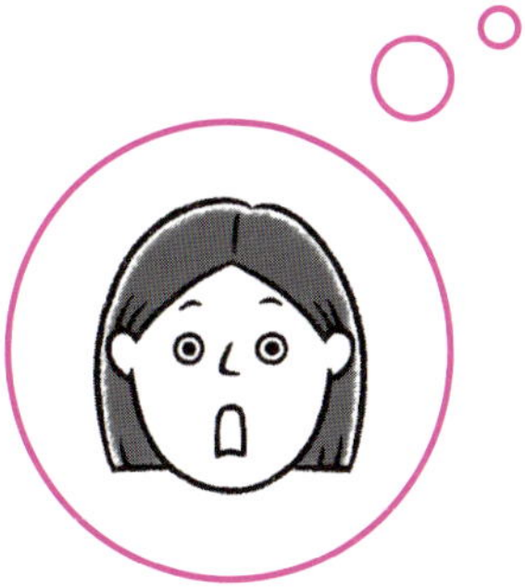

おわりに

この度は数ある健康実用書の中から本書を選び、最後までお読み頂きありがとうございます。本書は、背骨の大切さを伝えたい、そんなかねてからの想いが実現した一冊です。西洋と東洋の智慧から背骨を正しく知り、ホリスティック（全体）にとらえることで、背骨はただの体の一部ではないことがわかります。全身のつながりは背骨に集約され、人間にとって背骨はまさに健康のバロメーターなのです。

本書で紹介したメソッドは、再現性を重視し、誰でもその効果を体感できるものを選びました。ぜひご自分の体と向き合い、日々の生活から背骨（自分の体）を労わってあげてください。

出版に際しましては、監修を快く引き受けてくださった竹谷内克彰先生、揺るぎない「健康」への情熱を共有できる中村尚人先生、研究にご協力いただいた幸田誠先生、ご助言いただいた杉山喜洋先生に、この場を借りて感謝申し上げます。また、いつも支えてくれるスタッフ、御愛顧下さるクライアント、自分のルーツである両親に感謝します。そして私を選んでくれた2人の優秀な編集者に心から感謝します。

本書を通じて、多くの人が自然や、ご自分の体とうまく付き合い、溢れた情報に流されず、自分で考え、選び、行動する力が養われることを願います。そして、皆様の自然治癒力が活性化され、健康な日々を過ごすきっかけになれば幸いです。

石垣英俊

出版によせて

人はさまざまなパーツからできています。でもそのパーツは、ただあるだけではありません。複雑につながり合っています。

身体のつながりをみてみましょう。その屋台骨となる筋骨格では、それぞれの骨は関節を介して互いにつながっています。関節を動かす駆動力となる筋肉は骨とつながっています。このつながりは身体中に連綿と続いています。でも、ただつながっているだけではダメです。イキたつながりでなければなりません。

イキイキした筋骨格のつながり合い、これが健康のみなもとです。

背骨を中心にして筋骨格をイキイキさせよう！　そんな健康への近道を教えてくれる本書を私は推薦します。

よしかわクリニック整形外科医師
東京カレッジ・オブ・カイロプラクティック講師　竹谷内克彰

背骨は身体の芯であり、脊髄を内包するということより、脊椎動物である私たちにとって最も重要な場所といっても過言ではありません。その背骨についてここまで分かり易く、そして多面的視点で解説された本を私は他に知りません。

基礎医学的な部分から、実践エクササイズ、マッサージまでもがこの１冊で網羅されております。これは、各分野について妥協せず、幅広く研鑽を積んでこられた石垣先生だからこそなせる技でしょう。私も理学療法士、ヨガ・ピラティスのインストラクターとして、多くの方に推薦したい良著です。背骨の重要性が多くの方に伝わることを祈ります。

一般社団法人日本ヘルスファウンデーション協会代表理事　中村尚人

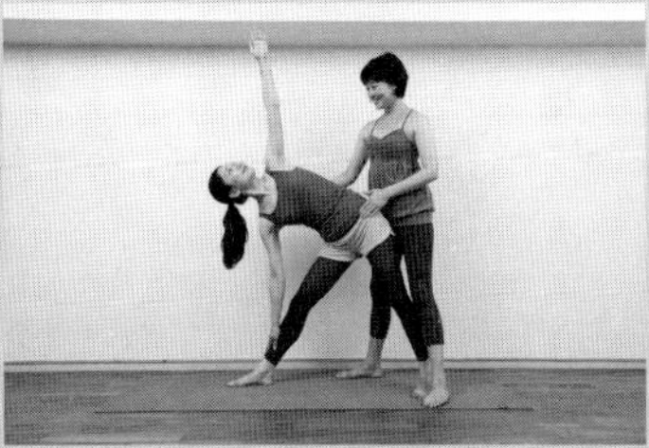

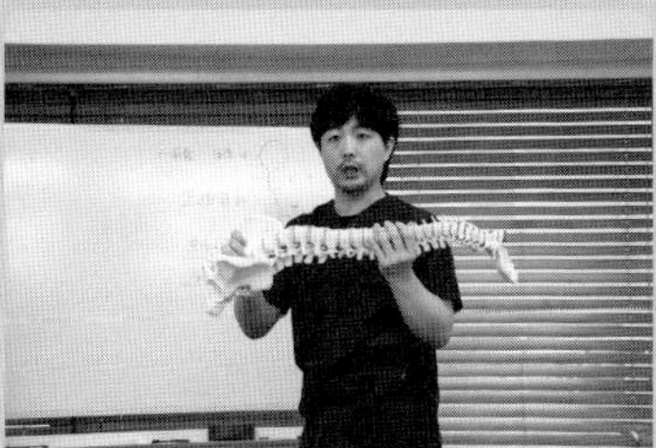

Information

「神楽坂ホリスティック・クーラ®」（代表・石垣英俊）は、治療から癒しまでトータルにサポートする総合ヘルスケアセンター。付属の「アクティブケアスタジオ」は天然素材の心地よい空間で、ヨガ、ピラティスのレッスンを少人数制で実施。初心者から本格的に受けられます。併設のスクール、セラピストカレッジ「ナーチャ」では、本書で紹介した知識やマッサージをベースに、一般の方からセラピスト、インストラクターが実践で活かせるスキルを学べます。独自メソッド「アラウンドセラピー®」セミナーも随時開催中。詳細はホームページをご確認ください。

神楽坂ホリスティック・クーラ
新宿区横寺町68 唐澤ビル２階　☎03-3269-8785
http://www.holistic-cura.net/

アクティブケアスタジオ
新宿区横寺町37 エムビル２階　☎03-6265-0787

セラピストカレッジ「ナーチャ」
新宿区横寺町37 エムビル３階　http://www.nurture-japan.com/

石垣英俊（いしがき ひでとし）

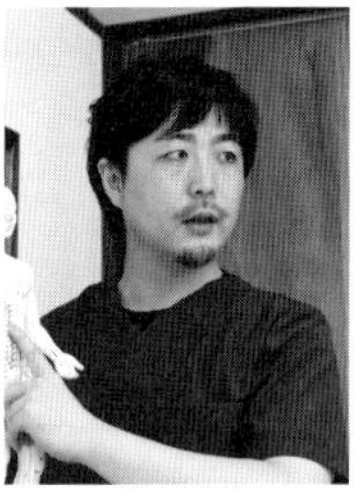

静岡県出身。臨床家の父に鍼灸治療を師事。2004年に開業し、体の痛みや不調に悩んでいる人々へ、よりよい施術、環境、アドバイスを提供すべく研鑽を積んでいる。神楽坂ホリスティック・クーラ®代表。一般社団法人日本ヘルスファウンデーション協会理事。セラピストカレッジ「ナーチャ」校長。鍼師、灸師、按摩マッサージ指圧師。オーストラリア政府公認カイロプラクティック理学士（B.C.Sc）、応用理学士（B.App.Sc）。中国政府認可世界中医薬学会連合会認定国際中医師。全米ヨガアライアンス200h 修了ヨガインストラクター。日本ヨーガ療法学会認定ヨーガ教師。東西の智慧を独自に融合させた新メソッド「アラウンドセラピー®」を主宰。著書に『老け腸メンテナンス』（ブルーロータスパブリッシング）。

モデル	田島有紗
撮影	中島聡美
ヘアメイク	成田幸代
撮影協力	（衣裳）アディダス ジャパン、yoggy sanctuary（ヨガマット）ヨガワークス
イラスト	内山弘隆、平井さわ
CG制作	BACKBONEWORKS
本文デザイン	TYPEFACE
編集・制作	西島 恵（ケイ・ライターズクラブ）

痛みと不調を根本から改善する
背骨の実学

●協定により検印省略

著　者	石垣英俊
発行者	池田　豊
印刷所	日経印刷株式会社
製本所	日経印刷株式会社
発行所	株式会社池田書店

〒162-0851　東京都新宿区弁天町43番地
電話 03-3267-6821（代）／振替00120-9-60072
落丁・乱丁はおとりかえいたします。

©Ishigaki Hidetoshi 2014, Printed in Japan
ISBN978-4-262-16538-7

本書のコピー、スキャン、デジタル化等の無断複製は著作権法上での例外を除き禁じられています。本書を代行業者等の第三者に依頼してスキャンやデジタル化することは、たとえ個人や家庭内での利用でも著作権法違反です。